初期研修医の今からはじめる
Doctor's English

著
濱路政嗣
奈良県立医科大学
呼吸器外科教授

マンガ いぬいまり

Hello!!
ペラペラ
ペラペラペラ〜〜

リスニング
音声がwebで聴ける
▶音声

MCメディカ出版

| Intro duction | **はじめに** |

海外でも日本でも役立つ、「Doctor's English」を身につけよう

多くの日本人ドクターが、海外で活躍されています。もし、本書を手に取って下さった先生自身が日本での仕事に窮屈さを感じているなら、「Doctor's English」を身につけて、どんどん海外に出るべきです。海外で仕事をする最大の意義は、「チャンスの平等」と「大きな自己裁量」ですよ。

筆者がアメリカ医師国家試験（USMLE）を受験しようと決意したのは、臨床実習が始まった時でした。残念な日本のトレーニング環境では一人前になれないと危機感を抱いて、北米研修に出ることを決心しました。実際に北米に臨床留学を果たした時、「こんなに自由（＝チャンスの平等）な世界」があることを目の当たりにしました。日本の初期研修医を含めた先生方にも、筆者以上の英語力、「Doctor's English」を身につけて、自由に羽ばたいてほしいと強く願っています。

日本国内で活躍しようと思う先生にとっても、「Doctor's English」を身につけることは大きなアドバンテージです。なぜなら、日本における診療・研究・教育のいずれにおいても英語は必ず出てくるにもかかわらず、英語が苦手な（と思い込んでいる）日本人医師が多いからです。

「Doctor's English」は、適切なやり方で学べば、能率的に身につけることができます。そして、初期研修医の時こそ「Doctor's English」を学び始める絶好の時期なのです。「Doctor's English」を身につけることで、将来何を専門にするにしても、活躍のチャンスは世界に広がるでしょう。

中高生・医大生・大学院生を対象とした指導実績を利用し、最短距離を突き抜ける

本書は、進学塾鉄緑会の中学生・高校生・受験生を対象とした筆者の指導経験（6年）と、京都大学や奈良県立医科大学の研修医や医学生・専攻医を対象とした筆者の指導経験（8年）に基づいて執筆しました。筆者が進学塾鉄緑会・京都大学で行っていた授業の特徴は、知識を詰め込むのではなく、学習効率を大きく上げるための「柱」を設定していることです。また、医学生や研修医教育を通して気づいた、「日本人医師の苦手分野には一定の傾向がある」ことを踏まえ、日本人

医師の目線にこだわって執筆しました。その目線により、ネイティブの視点では行き届きにくいポイントも指導可能となります。

鉄緑会における英語教育

鉄緑会とは、1983年に設立された、中高6年一貫校の生徒を対象とした、大学受験指導専門塾です。既存の指導方法に疑問を持った学生・卒業生が自ら開発、実践した学習法をもとに教えています。筆者は医学部1年生から6年間、中高生を対象にして、結果にコミットする英語教育に尽力しました。担当生徒の多くは医学部に進学し、現在、若手医師として活躍中です。

京都大学医学部・医学研究科での英語トレーニング

全米ランキングの常連であるメイヨークリニックとハーバード大学関連病院における3年間の臨床留学から帰国後は、京都大学にてUSMLE受験指導や英文論文指導を続け、医療・医学英語の中で日本の医師が苦手とする分野を中心に底上げに努めました。多くの研修医、専攻医、大学院生は英文論文を完成させることができましたし、海外留学も実現しました。

以上の英語教育経験で筆者が学んだことを、全て本書に注ぎ込んでいます。読者である先生方には、「Doctor's English」を最短距離で身につけていただけると確信しています。

この書籍の特長と形式

1. 例示する英語表現は、メイヨークリニックやハーバード大学の附属病院で北米医師に使われていたものを採用し、北米医師や筆者の音声やテンプレートファイルなどへのリンク（QRコード）も付けています。
2. 基礎編においては、学習効率を飛躍的に上げるための5つの「柱」を設定しました。実践編では、臨床現場に即した6つの場面を設定し、日本のドクターがそれほど背伸びをせずとも使える表現を揃えています。
3. 各章の「導入部分」に関しては漫画形式にしています。Doctor's English を学んでいただく際に、敷居を下げることを目的としました。北米でも日本の漫画は人気ですし、何より楽しく勉強を始めていただければ幸いです。

2024年7月

濱路政嗣

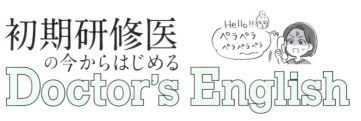

Contents

はじめに ……………………………………………………… 2

基礎編 5つの「柱」をマスターする

第1の柱 医療・医学英語における略語マスターの極意 …… 8

第2の柱 ローマ字読みを忘れることが、
発音改善への近道 …………………………………… 22

第3の柱 医療・医学英語のアクセントを矯正しよう ……… 32

第4の柱 医療英会話における最重要品詞は動詞・助動詞 … 40

第5の柱 医療・医学英語における副詞・前置詞の使い方の
ツボ …………………………………………………… 52

実践編 場面別攻略法

場面1 ドクター同士の英会話とメール ………………… 62

場面2 病棟での英会話 …………………………………… 78

場面3 手術室での英会話 ………………………………… 94

場面4 外来診療・外来処置での英会話 ………………… 104

場面5 抄読会は最重要のインプット …………………… 118

場面6 国際学会発表と英語論文執筆は最重要の
アウトプット ……………………………………… 128

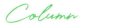

- ハーバードのチーフレジデントから学んだ、"bullshit"という単語 …… 11
- 略語のアクセントはどこに置かれるのか？ ……………………………… 13
- 北米で使用されている、外国語由来の英語 …………………………… 17
- 北米医師からの耳学問が最高の学習法 ………………………………… 26
- 語源がギリシャ語やラテン語系の場合、発音は非定型的になる！ …… 28
- LとRの発音に関するワンポイントアドバイス ………………………… 30
- "is gone" や "is come" は受動態として使われているのか？ ……… 43
- 英文では主語は本当に省略されないのか？ …………………………… 45
- 「Would you mind〜ing？」と言われた時の返答に注意 ……………… 47
- 一般人称のyou は「お前」の意味じゃない！ ………………………… 49
- 「前置詞＋疑問詞」という便利表現も身につけよう ………………… 55
- 「Don't do that！」と叱られたら、どう返答すべきなのか ………… 57
- 「寒い」会話表現も知っておこう ……………………………………… 67
- コンサルト（他科診）の原則 …………………………………………… 71
- 申し送りに関連した便利表現 …………………………………………… 74
- 病棟スタッフとの日常会話表現 ………………………………………… 87
- 把握しておきたい病棟でのびろうな話 ………………………………… 90
- 内視鏡だけなのに全身麻酔？ …………………………………………… 97
- 手術室で働いている職種 ………………………………………………… 99
- 北米での外来待ち時間・診療時間 ……………………………………… 114
- impact factor が高くてもハゲタカジャーナルを選んだら地雷！ …… 121
- 研修医や専攻医の抄読会において、お勧めの研究論文は？ ………… 122
- 抄読会スライドでChatGPT を使う時の注意点 ……………………… 123
- 余力があれば「discussion（考察）」の項目を読んでみよう ………… 125
- 学会抄録において筆者がChatGPT をどのように活用しているか …… 131
- 国際学会での質疑応答のストレスを減らす、最も良い方法は？ …… 134
- 学会発表で便利な表現 …………………………………………………… 137

おわりに ……………………………………………………………………… 139
索引 …………………………………………………………………………… 140
著者紹介 ……………………………………………………………………… 141
リスニング音声の再生方法 ………………………………………………… 142
資料ダウンロード方法 ……………………………………………………… 143

本文中のQR コードからリスニング音声またはファイルダウンロードページにアクセスできます。

本書の刊行にあたり、以下の方々にご協力いただきました。
深く感謝申し上げます。

一般社団法人正しい医療知識を広める会
あんマンサロン 若林杏樹
三甘とうか

基礎編

5つの「柱」を
マスターする

基礎編 5つの「柱」をマスターする

第1の柱 医療・医学英語における略語マスターの極意

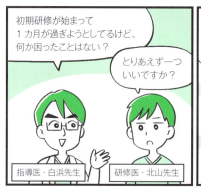

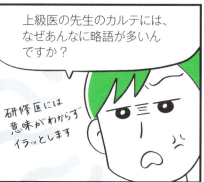

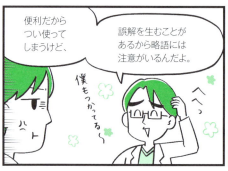

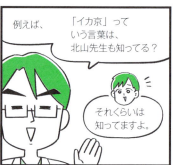

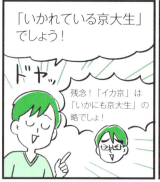

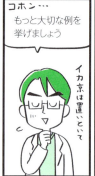

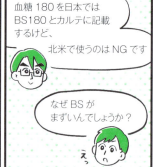

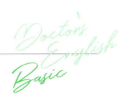

基礎編 第1の柱 医療・医学英語における略語マスターの極意

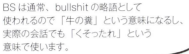

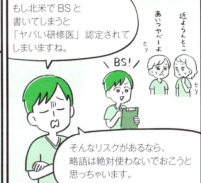

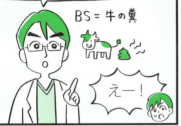

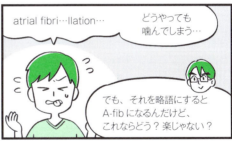

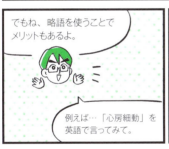

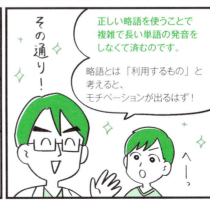

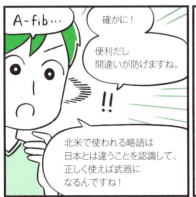

略語習得の ポイント 1 日米医療での略語の違いを認識しよう

　医療・医学英語の略語をマスターするための第1段階として、北米の医療で使われる略語と日本の医療で使われる略語は異なるということを認識しておきましょう。冒頭の漫画で扱われていた通り、BS という略語は日本では blood sugar（血糖）という意味で使用されますが、北米の医療では「血糖」の意味で使用されることはまずありません。北米で「血糖」を表現したい時には、そのまま blood sugar とするか blood glucose と表記されるのです。

　同様の例を挙げると、**表1**のように「上部消化管内視鏡」のことを日本では GIF と表現されることが多いですが、北米では EGD（esophago gastroduodenoscopy）と表記されます。また、「下部消化管内視鏡」は日本では CF と表現されますが、北米では通常 CS（colonoscopy）と表記されます。放射線診断科の先生に依頼する透視下の手技を、日本では IVR と表現することが多いですが、北米では IR（interventional radiology）と表記することが通常です。

表1 同じ医療用語でも日米で略語が異なる実例

	日本	北米
上部消化管 内視鏡	GIF (gastrointestinal fiberscope)	EGD (esophagogastroduodenoscopy)
下部消化管 内視鏡	CF (colon fiber)	CS (colonoscopy)
画像下治療	IVR (interventional radiology)	IR (interventional radiology)

　日本の診療で使われていた略語をそのまま北米で使用すると、誤解を招く可能性があるということに注意しながら、次のステップで勉強していきましょう。

Column ハーバードのチーフレジデントから学んだ、"bullshit" という単語

　Bullshit は、英語の「bull」（雄牛）と「shit」（糞）の組み合わせでできた単語ですが、比喩的に「価値のないもの」を意味するようになりました。筆者が BS の語源である「bullshit」という単語を学んだのは、ハーバード大学の関連病院であるマサチューセッツ総合病院から、メイヨークリニックに短期ローテーションしていたチーフレジデントからでした。当直明けの彼に、"How was your call?" と聞いたところ、"I just had a few bullshit consults" と返答がありました。bullshit の意味をネットで調べる前に、彼の表情と口調から、bullshit が「くだらない」という意味だということはピンときたのです。

略語習得のポイント2

医療・医学英語の略語をマスターすることのメリットを知ろう！

　では、医療・医学英語における略語は、とにかく避けるべきものでしょうか？　そうではありません。医療・医学英語の略語は、間違って使うと誤解の危険はありますが、正しくマスターすると大きなメリットがあります。そのメリットとは、「手書きやタイピング時間の節約」と「長く複雑な発音の回避」です。

1. 手書きやタイピング時間の節約

　今や手書きのカルテはお目にかからないと思いますが、申し送りやプレゼンのためのメモの作成は、まだまだ手書きが多いでしょう。忙しい臨床現場で、略語を全く使わずにメモを作成するのはかなり時間がかかります。筆者も留学中、申し送りのメモを作成する際には略語を重宝していました。

　手書きのメモ作成以外にも、E メールやテキストメッセージ〔携帯電話

のショートメッセージや WhatsApp（LINE など）におけるメッセージ〕において、略語は活躍します。長い英単語をテキストメッセージとして打ち込むのは、ネイティブにとっても煩わしく、また時間もかかりますが、略語を使うことで大幅に時間を節約することができます **表2、3**。

表2 メールやテキストメッセージでよく使われる略語の代表例

FYI	for your information（情報提供として）
BTY	by the way（ところで）
TBD	to be determined（未定）
K	OK（問題なし）
TY（Ty）	thank you（ありがとう）
Thx	thanks（ありがとう）
OMG	oh my god（なんてことだ）
ASAP	as soon as possible（できるだけ早く）
ETA	estimated time of arrival（到着予定時刻）
d/t	due to（〜による）
b/c	because（なぜならば）
Re	regarding（〜に関する）
r u OK?	Are you OK?（あなたは大丈夫ですか）

表3 音節をシンプルにする（母音を省略する）パターン

mtg	meeting（会合）
rgd	regarding（〜に関する）
tmrw	tomorrow（明日）

2. 難しめの発音や複雑な発音を避けることができる

　北米生活が長くなり発音が上達しても、日本人にとっては難しめの発音（th、R、L など）を含む単語や、複雑な発音を含む長めの単語は存在しま

す。そういった「難しめの発音や複雑な発音」を含む単語を、略語を使うことによって「シンプルな発音」に落としこむことが可能なのです　表4 。

表4 「難しめの発音」や「複雑な発音」を避けられる例

EGD	esophagogastroduodenoscopy（上部消化管内視鏡）
TTNA	transthoracic needle aspiration（経胸壁針生検）
A fib	atrial fibrillation（心房細動）
V fib	ventricular fibrillation（心室細動）
GA	general anesthesia（全身麻酔）
Gen Surg	general surgery（一般外科）

Column

略語のアクセントはどこに置かれるのか？

　英単語におけるアクセントは重要な要素です。略語にもアクセントがありますが、どこだと思いますか？ 意外にシンプルで、最後の文字を含む音節にアクセントが置かれます。例えば、EGD（esophagogastro-duodenoscopy：上部消化管内視鏡）、UCO（urinary catheter out：尿道カテーテル抜去）、CTO（chest tube out：胸腔ドレーン抜去）、SOB（shortness of breath：息切れ）、DLCO（diffusing capacity of lung for carbon monoxide：肺拡散能力）、DFI（disease free interval：無病期間）という略語では、すべて太字の部分にアクセントが置かれます。このアクセントの法則は、ほかの略語にも応用可能です。

略語習得の ポイント3 グループ別に略語をマスターしよう

　いよいよ略語をどんどん学んでほしいと思います。略語を能率よく学んでいくためには、グループ別に整理して覚えるようにしましょう。

1. 職業・資格に関するもの

　まず、医師や学位に関連した資格について挙げます 表5 。名札やメールの署名に記載されていることが多いです。

表5 医師や学位に関連した資格の略語

M.D.	medical degree（医学士）
MBBS	bachelor of medicine／bachelor of surgery（M.D.と同様の資格）
MBChB	bachelor of medicine／bachelor of chirurgery（M.D.と同様の資格）
MS	master of science（修士）
PhD	doctor of philosophy（博士）

　次に、北米のコメディカルの資格に関する略語を学びましょう。相手の職種を理解していることがコミュニケーションの第一歩です。少なくとも、表6 の職種は覚えてください。

表6 北米のコメディカル資格の略語

RN	registered nurse（看護師）
CRNA	certified registered nurse anesthesiologist （麻酔看護師：麻酔科医指導の下、研修医と同様の業務を行う）
CST	certified surgical technician（手術室技師：器械出しなどを行う技師）
NP	nurse practitioner（診療看護師）
PA	physician assistant（医師助手）
RT	respiratory therapist（呼吸療法士）

2. 検査・手技に関するもの

　ここでは、検査や手技の略語を挙げたいと思います。まず、生理学検査や超音波検査については、表7 のような略語があります。外科的手技や手術に関連した略語は、表8 の通りです。

表7 生理学検査や超音波検査の略語

EKG	electrocardiogram（心電図）
RUQ-US	right upper quadrant ultrasound（右上腹部の超音波検査）
TTE	transthoracic echocardiogram（経胸壁心臓超音波検査）
TEE	transesophageal echocardiogram（経食道心臓超音波検査）
ECHO	echocardiogram（心臓超音波）
PFT	pulmonary function test（呼吸機能検査）
EUS	endoscopic ultrasound（超音波内視鏡）
Bronch	bronchoscopy（気管支鏡）
PEG	percutaneous endoscopic gastrostomy（経皮内視鏡的胃瘻造設）

表8 外科的手技や手術の略語

I&D	incision and drainage（切開と排膿）
OR	operative /operation room（手術室）
lap chole	laparoscopic cholecystectomy（腹腔鏡下胆嚢摘出術）
C-section	cesarean section（帝王切開）
Mets	Metzenbaum scissors（メッツェンバウム剪刀）
cath lab	catheterization laboratory（カテーテル検査室）
s/p	status post（～の術後）
PAI	proceed as indicated（適応があれば手技を進める）

3. 病棟業務に関するもの

　診療記録の記載や申し送りにおいて役に立つ略語は、**表9** の通りです。

表9 診療記録や申し送りに関する略語

HPI	history of present illness （現病歴）
PMH	past medical history （既往歴）
PSH	past surgical history （手術歴）
SH	social history （社会歴）
FH	family history （家族歴）
H and P	history and physical （病歴と身体所見）
D/D	differential diagnosis （鑑別診断）
WCC	white cell count （白血球数）
NPO	nil per os （絶飲食）
D/C	discontinue or discharge 〔中止・退院（どちらの略語としても使う）〕
h/o	history of （〜の既往）
c/w	consist （または consistent） with （〜と矛盾しない）
p/w	present with （〜を伴って受診する）
DNR/DNI	do not resuscitate/do not intubate （心肺蘇生しない / 挿管しない）
2/2	secondary to （〜に起因する）
w/	with （〜を伴って）
w/o	without （〜を伴わずに）
UA	urinalysis （尿検査）
AAT	advance as tolerated （食事等を順次上げていく）
DOE	dyspnea on exertion （労作時の息切れ）
CTA B/L	clear to auscultation bilaterally （両側呼吸音良好）
TTP	tender to palpation （触診時の圧痛）
OOB	out of bed （離床）
UCO	urinary catheter out （膀胱カテーテルの抜去）
C/D/I	clean, dry, and intact （創部が色調良く、浸出液なく、治癒良好）
CMO	comfort measure only （緩和ケアのみ）
CT O/P	chest tube output （胸腔ドレーンからの排液量）
R & R	rest and recovery （安静）

表9 続き

TKO	to keep open（ルートキープ：点滴が閉塞しないようにゆっくり継続しておくこと）
AMA	against medical advice （医師の指示に反して）
VA hospital	veterans affairs hospital （退役軍人病院）

　薬物投与に関連した略語は、ラテン語系やドイツ語由来の用語が多い印象です。これらに関しては、略語のみを覚えれば十分です **表10**。

表10 薬物投与に関する略語

Gtt	drip （点滴）
SQ	subcutaneous （皮下注射の）
IM	intramuscular （筋肉内投与の）
PRN	pro re nata = as needed （頓服）
TID	ter in die （1日3回内服）
BID	bis in die （1日2回内服）
VDS	vor dem Schlafen （眠前内服）

Column

北米で使用されている、外国語由来の英語

　日本語の中に「外来語」があるのと同様に、英文中にもそのような外国語由来の言葉があります。英文中によく使われる例として RSVP があり、招待状や招待メールでよく使われますが、Répondez s'il vous plaît というフランス語由来の略語で、respond（reply）という意味です。英文中で使われている In lieu of もフランス語で、instead of という意味です。また、「それ自体」を意味する"per se"、「逆も同じです」を意味する"vice versa"や「患者さんが落ち着いています」を意味する"status quo"も語源がラテン語系の言い方です。

基礎編　第1の柱　医療・医学英語における略語マスターの極意

診療科の名称に関しても、略語がしばしば使われます **表11**。他科に紹介する際や申し送りでは頻用されています。

表11 診療科名の略語

GI	gastrointestinal（消化器内科）
Hem/Onc	hematology oncology（血液腫瘍内科）
ID	infectious disease（感染症科）
Ortho	orthopedics（整形外科）
Ob/Gyn	obstetrics and gynecology（産婦人科）
Peds	pediatrics（小児科）
Psych	psychiatry（精神科）
ENT	ear, nose, and throat（耳鼻科）

出合う頻度の高い内科疾患についても、略語がよく使われますので覚えておきましょう **表12**。

表12 主な内科疾患の略語

Hep B	hepatitis B（B型肝炎）
PUD	peptic ulcer disease（消化性潰瘍）
DU	duodenal ulcer（十二指腸潰瘍）
CAD	coronary artery disease（冠動脈疾患）
CVA	cerebrovascular accident（脳血管障害）
ARDS	acute respiratory distress syndrome（急性呼吸促迫症候群）

さて、医療・医学英語において役立つ略語を紹介しましたが、いかがだったでしょうか。自分で実際に使うことが習得の早道ですので、メモを作ったりする際に積極的に使いましょう。

Summary 「医療・医学英語における略語マスターの極意」のまとめ

1	北米医療で使用される略語は日本医療で使用される略語とは異なるので注意
2	略語をマスターすることのメリットは、時間の節約と複雑な発音の回避
3	略語のマスターは、グループ別の整理が早道

練習問題 次の略語が意味する語句を書いてみましょう。

FYI		PFT	
TY（Ty）		EUS	
d/t		cath lab	
b/c		s/p	
A fib		HPI	
GA		PMH	
RN		c/w	
NP		p/w	
PA		TKO	
PRN		AMA	
TID		Ortho	
DU		Ob/Gyn	
CAD		CVA	

基礎編　第1の柱　医療・医学英語における略語マスターの極意

19

練習問題の解答

FYI	for your information	PFT	pulmonary function test
TY（Ty）	thank you	EUS	endoscopic ultrasound
d/t	due to	cath lab	catheterization laboratory
b/c	because	s/p	status post
A fib	atrial fibrillation	HPI	history of present illness
GA	general anesthesia	PMH	past medical history
RN	registered nurse	c/w	consistent with
NP	nurse practitioner	p/w	present with
PA	physician assistant	TKO	to keep open
PRN	pro re nata	AMA	against medical advice
TID	ter in die	Ortho	orthopedics
DU	duodenal ulcer	Ob/Gyn	obstetrics and gynecology
CAD	coronary artery disease	CVA	cerebrovascular accident

Memo

| 基礎編 | 5つの「柱」をマスターする |

第2の柱 ローマ字読みを忘れることが、発音改善への近道

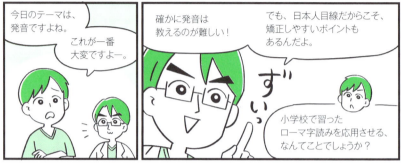

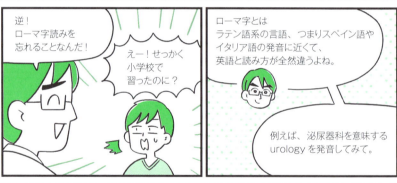

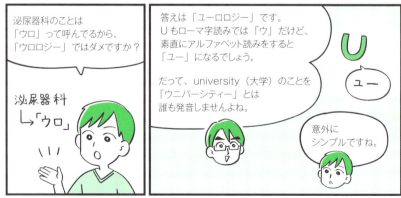

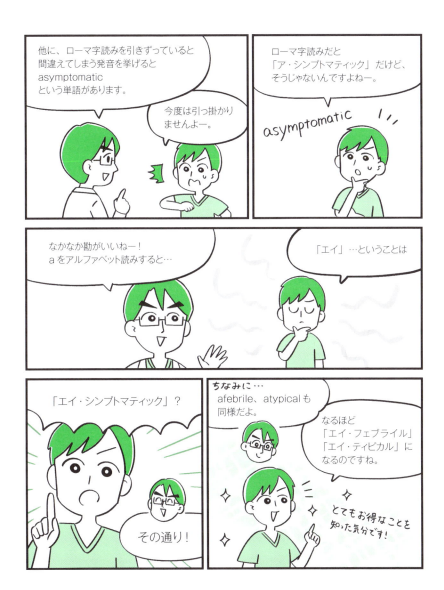

発音矯正の ポイント1 「母音をローマ字読みする」ことから離れよう

　日本人医師が間違いがちな、solid という単語と carotid artery という語句の発音を例に挙げたいと思います。日本人医師は、solid を「ソリッド」、carotid artery を「カロティッド　アーテリー」と発音してしまいがちです。

　筆者の友人である北米医師（Dr. Bryan Burt）による、solid の発音（音声 01）と carotid artery の発音（音声 02）を聞いてみましょう。

音声 01

音声 02

　母音の発音に注意をして、自分自身の発音と比較してください。Dr. Bryan Burt は solid を「ソリッド」ではなく「サラッド」と発音していますし、carotid artery を「カロティッド　アーテリー」ではなく「コラディッド　アーテリー」と発音しています。

　ポイントは母音の発音です。この章の導入部分に出てきたように、日本人は小学校で「ローマ字」を習うので、英単語の母音を「ローマ字読み」してしまう傾向があります。英単語における母音である「a、i、u、e、o」を、ローマ字読みで発音すると「ア、イ、ウ、エ、オ」となりますが、北米ではそのようにローマ字読みで発音することはないのです。

　北米英語において、母音である a、i、u、e、o がどのように発音されているか、一つひとつ確認していきましょう。「母音の発音」を矯正することの大切さを、理解していただきたいと思います。

1. a の発音の注意点

　母音 a の発音はバラエティに富みます。最も重要なポイントは、ローマ字読みとして「ア」と発音するのではなく、アルファベットの発音に従っ

て「エイ」と発音することが多いということです。よく間違えられる英単語の発音について、正誤表を **表1** に示します。

表1 母音「a」を含む単語の発音

	誤	正
gait（歩行）	ガイト	ゲイト
afebrile（発熱なし）	アフェブライル	エイフェブライル
latex（ラテックス）	ラテックス	レイテックス
lasix（ラシックス）	ラシックス	レイシックス
asystole（心停止）	アシストール	エイシストリ
atypical（非典型的な）	アティピカル	エイティピカル
asymptomatic（無症状の）	アシンプトマティック	エイシンプトマティック
amylase（アミラーゼ）	アミラーゼ	アミレイス

（注）all、alternative、jaundice、palsy のように「オー」に近い発音をする場合もあります。

2. i の発音の注意点

　母音 i に関しても、ローマ字読みとして「イ」と発音するのではなく、アルファベットの発音に従って「アイ」と発音することが多いです。よく間違えられる英単語の発音について、正誤表を **表2** に示します。

表2 母音「i」を含む単語の発音

	誤	正
lidocaine（リドカイン）	リドカイン	ライドカイン
carina（分岐部）	カリーナ	カライナ
vitamine（ビタミン）	ビタミン	バイタミン
in situ（上皮内の）	イン　シトゥ	イン　サイトゥ
iodine（ヨウ素）	イオジン	アイオダイン

（注）antibody や anticoagulation の母音「i」は、「アイ」と発音することもありますし、「イ」と発音することもあります。

25

北米医師からの耳学問が最高の学習法

　腹部術後の食上げをする時に、soft solid diet という形態の食事があります。soft solid という表現は「軟らかいのか硬いのかよくわからない」表現ですが、いわゆる「マッシュポテト」みたいな形態の食事を指します。さて、問題は発音です。筆者も多くの日本人と同じく「ソフト ソリッド」だと思っていましたが、その時の指導医（Dr. Cassivi）に相談すると、「ソフト サラダ」と発音しているように筆者には聞こえたのです。ものぐさな筆者は自分で確認することを怠り、担当看護師に「ソフト サラダ」にしておいてと指示したところ、その指示はきちんと通じていました。北米医師からの耳学問は、英語上達の近道であることを実感しました。

3. u の発音の注意点

　母音 u の発音に関しては、ローマ字読みのように「ウ」と発音するのではなく、アルファベットの発音に従って「ユー」と発音することが多いです。よく間違えられる英単語の発音について、正誤表を 表3 に示します。

表3 母音「u」を含む単語の発音

	誤	正
fail**u**re（失敗）	フェイラー	フェイ**リュ**アー
m**u**cous（粘液）	**ムー**コス	**ミュー**コス
di**u**retics（利尿薬）	ダイウレティックス	ダイ**ユー**レティックス
broch**u**re（冊子）	ブロー**シャー**	ブロー**シュア**ー

4. e の発音の注意点

　母音 e の発音に関しては、ローマ字読みのように「エ」と発音するので

はなく、アルファベットの発音に従って「イ」と発音することが多いので覚えておきましょう。よく間違えられる英単語の発音について、正誤表を**表4**に示します。

表4 母音「e」を含む単語の発音

	誤	正
benign（良性の）	ベナイン	ビナイン
median（中央値）	メディアン	ミディアン
neoadjuvant（術前補助療法の）	ネオアジュバント	ニオアジュバント

5. oの発音の注意点

母音oに関しても、さまざまな発音パターンがありますが、ローマ字読みのように「オ」と発音するのではなく、アルファベットの発音に従って「オゥ」または「ア（ー）」と発音することが多い印象です。よく間違えられる英単語の発音について、正誤表を**表5**に示します。

表5 母音「o」を含む単語の発音

	誤	正
gout（痛風）	ゴウト	ガウト
golf（ゴルフ）	ゴルフ	ガルフ
hospital（病院）	ホスピタル	ハスピタル
colleague（同僚）	コリーグ	カリーグ

基礎編 第2の柱 ローマ字読みを忘れることが、発音改善への近道

27

語源がギリシャ語やラテン語系の場合、発音は非定型的になる！

　日本語の中に多くの外来語があるように、英語にも外来語があり、それらの発音はこの章で学んだ規則性が当てはまらないので要注意です。例えば、ギリシャ語由来の単語としては syncope「失神」や asbestos「石綿」などがあり、ラテン語由来の単語は多く、systole「心収縮」や ascites「腹水」、dyspnea「呼吸困難」、rationale「根拠」、equipoise「均衡」があります。正しい発音は、それぞれ「シンコピー」「アスベストス」「シストリ」「アサイティー（s は発音しません）」「ディスニア（p は発音しません）」「ラショナール（e は発音しません）」「エキポー（ise は発音しません）」となります。syncope、systole、ascites に対して「英語っぽく」発音すれば、「シンコープ」「システール」「アサイツ」となり、逆に間違いになってしまいます。dyspnea、rationale、equipoise に関しては、英語流に「ディスプネア」「ラショナーレ」「エキポイズ」と発音されることもあります。

発音矯正のポイント2　英単語の正しい音節を意識しよう

　次は「音節（syllable）」を意識して発音することの重要性をお話ししたいと思います。「音節」とは、母音を中心としたひとまとまりの音、つまり発音する時の最小単位です。「音節」に関しても、ローマ字読みを引きずってしまうと、正しい音節（＝英語の音節）ではなく、誤った音節（＝ラテン語系の音節）で認識してしまうため、正しい発音ができません。

　以下に、医療・医学英語で間違いがちな音節について例を 表6 に示します。自分の発音が通じていない時、正しい音節で発音できているかを確認することが必要です。

表6 医療・医学英語で間違いがちな音節の例

	誤 (ラテン語系の音節に分割)	正 (英語の音節に分割)
inspiration (吸気)	ins-pi-ra-tion インスピレーション	ins-pir-a-tion インスパーエーション
experience (経験)	ex-pe-ri-ence エクスペリエンス	ex-per-i-ence エクスパーリエンス
peripheral (末梢)	pe-ri-phe-ral ペリフェラル	per-i-pheral パーリフェラル
herpes (ヘルペス)	he-r-pe-s ヘルペス	her-pes ハービス
material (材料)	ma-te-ri-al マテリアル	ma-ter-i-al マターリアル
bacterial (細菌の)	bac-te-ri-al バクテリアル	bac-ter-ial バクターリアル
perioperative (周術期の)	pe-ri-o-per-a-tive ペリオペラティブ	per-i-o-per-a-tive パーリオペラティブ
tolerate (耐える)	to-le-ra-te トレレイト	to-ler-ate タラーレイト

発音矯正の ポイント3 間違いやすい子音は個別に覚えよう

　子音は「声が口を出る前に舌や唇で作られた音」であり、日本人にとって発音は容易ではありません。子音の数は多く、個別対応が必要です。

　日本人医師が間違えやすい子音はs（例：resection）、c（例：adenocarcinoma）、g（例：angiography）のように思えます。筆者より上の世代の医師がドイツ語に馴染みがあり、「ドイツ語の発音」に影響されているのかもしれません。**表7**を参考にして、間違いがちな子音を修正することから始めましょう。

基礎編　第2の柱　ローマ字読みを忘れることが、発音改善への近道

29

表7 間違いがちな子音「s」「c」「g」の例

	誤	正
resection（切除）	リゼクション	リセクション
sarcoma（肉腫）	ザルコーマ	サルコーマ
adenocarcinoma（腺がん）	アデノカルチノーマ	アデノカルシノーマ
mucinous（粘液性の）	ムチナス	ムーシナス
aspergillosis （アスペルギルス症）	アスペルギローシス	アスパージローシス
angiography（血管造影）	アンギオグラフィー	アンジオグラフィー

Column

LとRの発音に関するワンポイントアドバイス

　日本人が苦手とする子音は、LとRであるとよく言われます。Rの発音に関しては、自分たちが思っているほど下手ではありません。逆に、Lの発音こそ要注意。例えば、（Mr.）Millerとmirrorの違いを発音する時に気づくと思いますが、Lの発音は「かなり強く」「はっきりと」発音する必要があります。midlineのようにLが単語の真ん中にくる場合はそれほど難しくはないですが、Lが単語の最後にくる場合は（tell、cell、clinical、call、scalpel、distal）、かなり意識して強く発音する必要があります。

Summary

「ローマ字読みを忘れることが、発音改善への近道」のまとめ

1　「母音をローマ字読みする」ことから離れよう

2　英単語の正しい音節を意識しよう

3　間違いやすい子音は個別に覚えよう

練習問題1	北米医師の発音を聞いて、単語を書き取ってみましょう。	 音声 03
練習問題2	北米医師の発音を聞いて、単語を書き取ってみましょう。	 音声 04
練習問題3	北米医師の発音を聞いて、単語を書き取ってみましょう。	 音声 05

練習問題1の解答

asymptomatic / amorphous / afebrile / asystole / atypical / acellular / asymmetry / apical / agenesis / azygos / adenocarcinoma / carcinoid / sequestration / dyspnea / alveolar / ascites / ascending

練習問題2の解答

aorta / achalasia / aplastic / aspergillosis (asper) / gynecology / golf / hockey / gout / alzheimer / alternative / jaundice / palsy / chemotherapy / inspiration / experience / Toupet / palliative / resection / sarcoma / pleura / solid / syncope / failure / mucous / benign / median / neoadjuvant / epithelioid / leiomyoma

練習問題3の解答

lidocaine / lipoma / carina / vitamine / in situ / glycogen / nifedipine / atrium / cyanosis / peripheral / cisterna chyli / brochure / diuretics / carotid artery / kinase / amylase / Spiriva / beige / erlotinib / spouse / angiography / gait / cardioplegia / saphenous / mucinous / foci < focus / sulci < sulcus / staphylococci (staphylococcus の複数形) / level / hospital / colleague / rationale / equipoise

基礎編　5つの「柱」をマスターする

第3の柱

医療・医学英語のアクセントを矯正しよう

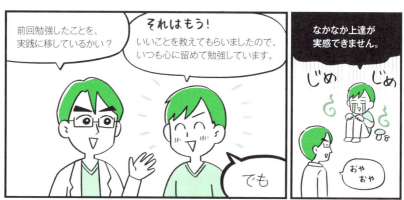

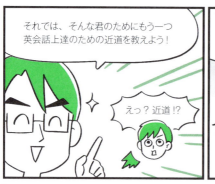

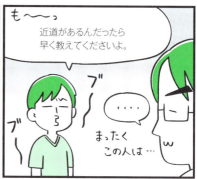

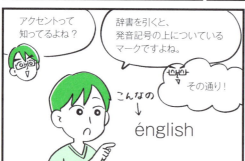

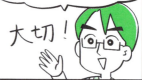

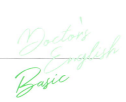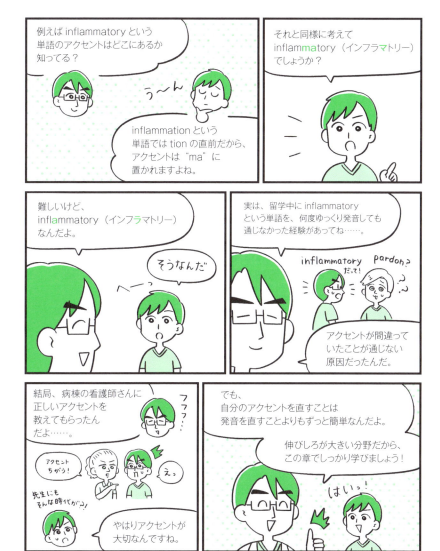

| アクセント矯正のポイント 1 | 接尾語に着目し、同系統単語のアクセントの規則性に気づこう |

アクセントには規則性があるため、それに気づけばアクセントの習得に加速がつきます。具体的に言えば、接尾語を共有するような同系統の単語は、アクセントの置き方も共通しています。例えば、接尾語を有するような長い単語は、最後から 2 番目の音節にアクセントが置かれる傾向があるので、覚えておくとお得です **表1**。

表1 診療科を表す接尾語である「~ology」で終わっている単語のアクセントは、最後から 2 番目の音節である o に置かれる

hematology	血液内科	oncology	腫瘍科
nephrology	腎臓内科	ophthalmology	眼科
pathology	病理	gynecology	婦人科
gastroenterology	胃腸科	cardiology	循環器科
urology	泌尿器科	pulmonology	呼吸器科

内科系の疾患を例に取ってみます **表2**。

表2「血液疾患」を意味する接尾語の「~emia」で終わっている単語のアクセントは、最後から 2 番目の音節である e に置かれる

hypernatremia	高ナトリウム血症	leukemia	白血病
hyperlipidemia	脂質異常症	hypokalemia	低カリウム血症
bacteremia	菌血症	anemia	貧血

続いて、外科系で使用することの多い用語を挙げます **表3~6**。

34

表3「~ectomy」は手術において、病変や臓器などを切除する時に使う接尾語で、~ectomy の e にアクセントが置かれる

gastrectomy	胃切除術	lobectomy	葉切除術（肺や肝臓で使う）
colectomy	結腸切除術	esophagectomy	食道切除術
hepatectomy	肝切除術	splenectomy	脾臓摘出術
segmentectomy	区域切除術	cholecystectomy	胆嚢摘出術

表4「~ostomy」は消化管内腔や気道内腔と体表をつなぐ手技を表す接尾語で、o にアクセントが置かれる

tracheostomy	気管切開	gastrostomy	胃瘻（経腸栄養などに使用）
thoracostomy	胸腔瘻（胸腔ドレーン挿入の意味）	jejunostomy	空腸瘻（経腸栄養などに使用）
colostomy	人工肛門	nephrostomy	腎瘻

表5「~otomy」は切開する手技の接尾語で、o にアクセントが置かれる

thoracotomy	開胸	laparotomy	開腹
sternotomy	胸骨正中切開	fasciotomy	筋膜切開

表6「~oscopy」は観察を伴う検査を意味する接尾語であり、内視鏡検査などで使用され、~oscopy の o にアクセントが置かれる。内視鏡の中には、（局所麻酔下に）消化管や気道の内腔に挿入する内視鏡も、（全身麻酔下の）手術において体腔内に挿入する内視鏡も含まれる

laparoscopy	腹腔鏡（腹部手術のために、腹腔内に挿入する硬性内視鏡）
gastroscopy	胃内視鏡（胃の内腔に挿入する軟性内視鏡）
colonoscopy	大腸内視鏡（大腸の内腔に挿入する軟性内視鏡）
bronchoscopy	気管支鏡（気管や気管支の内腔に挿入する軟性内視鏡）
thoracoscopy	胸腔鏡（胸部手術のために、胸腔内に挿入する硬性内視鏡）
fluoroscopy	透視

医療用語に限らずとも、接尾語に着目することは重要です。例えば、ee という接尾語を伴う単語は、ee にアクセントが置かれます。例としては guarantee（保障する）、mentee（指導を受ける者）、employee（雇用される者）、trainee（訓練を受ける者）などがあります。

アクセント矯正のポイント2　最初の音節にアクセントがくる単語に注意

　短めの単語の場合は、基本的に第1音節にアクセントが置かれる傾向があります。日本人の感覚として、最初の音節にアクセントを置いて発音するのはなじみがないかもしれませんが、北米英語では意外に多いアクセントのパターンです。最初に間違って覚えてしまうとなかなか直りません。気がついたらこまめに修正して、ぜひ正しいアクセントを身につけましょう。

　例えば、筆者が渡米してから気づいて修正した、第1音節にアクセントが置かれる単語は 表7 の通りです。

表7 第1音節にアクセントが置かれる単語

fistula	瘻孔	enema	浣腸
azygos	奇静脈の	colon	結腸
nodule	結節	mechanism	しくみ
accuracy	正確さ	interval	間隔
biopsy	生検	algorithm	アルゴリズム

アクセント矯正のポイント3　日本人医師からの耳学問は注意

　日本の医学教育で「耳学問」という言葉がありますが、医療・医学英語に関しては慎重な「耳学問」が必要です。安易な「耳学問」により間違ったアクセントや発音を覚えてしまうことは、何も知らないより有害なのです。

筆者の認識では、ラテン語系のアクセントを引きずっている年配の医師が多いという印象があります。ラテン語系の言語であるスペイン語やイタリア語では、多くの場合アクセントは最後の音節（もしくは最後から2番目の音節）に置かれます。ところが、その傾向は英単語には当てはまらないのです。

　医療・医学英語の習得においては、日本人からの耳学問は禁止と心得てください。むしろ、ネットで調べるか、北米医師のアクセントで耳学問するほうがよいでしょう。筆者がよく耳にする「間違ったアクセント」を **表8** に挙げます。

表8 間違ったアクセントの例

	間違ったアクセント	正しいアクセント
atelectasis （無気肺）	atelectasis アテレク**ター**シス	atelectasis アテレク**タ**シス
total （全部の）	total ト**タール**	total **トー**タル
femoral （大腿の）	femoral フェモ**ラール**	femoral **フェ**モラル
median （中間の）	median メディ**アーン**	median **ミ**ディアン
metastasis （転移）	metastasis メタス**ター**シス	metastasis メ**タ**スタシス
biopsy （生検）	biopsy バイ**オ**プシー	biopsy **バイ**オプシー

37

「医療・医学英語のアクセントを矯正しよう」のまとめ

1. 接尾語に着目し、同系統単語のアクセントの規則性に気づこう
2. 最初の音節にアクセントがくる単語に注意
3. 日本人医師からの耳学問は禁止

練習問題1 次の単語を、アクセントに注意して発音しましょう。

percutaneous / empyema / omentum / fistula / azygos / homogenous / hemoptysis / pneumonia / mediastinal / diameter / gastrografin / prednisone / enema / epidural / mechanism / inflammatory / metastasis / esophagus / antibiotics / algorithm

練習問題2 次の単語を、アクセントに注意して発音しましょう。

estrogen / hormonal / significant / intact / diaphragm / adjuvant / interval / asbestos / acetaminophen / suppository / accuracy / mucinous / catheter / colleague / tolerate / catamenial

練習問題1の解答
音声06

＊アクセントの置かれる母音を緑色で示しています。

percutaneous / empyema / omentum / fistula / azygos / homogenous / hemoptysis / pneumonia / mediastinal / diameter / gastrografin / prednisone / enema / epidural / mechanism / inflammatory / metastasis / esophagus / antibiotics / algorithm

練習問題2の解答
音声07

estrogen / hormonal / significant / intact / diaphragm / adjuvant / interval / asbestos / acetaminophen / suppository / accuracy / mucinous / catheter / colleague / tolerate / catamenial

Memo

基礎編 5つの「柱」をマスターする

第4の柱

医療英会話における最重要品詞は動詞・助動詞

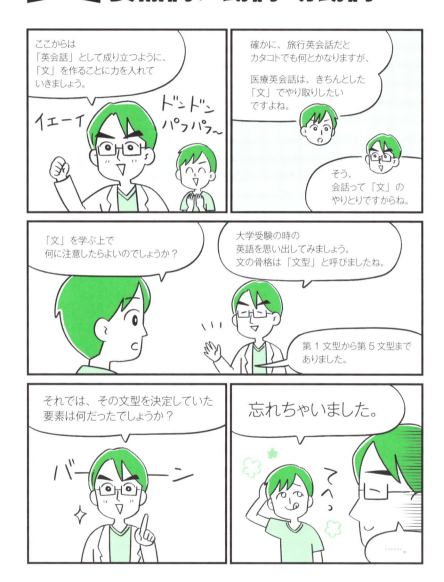

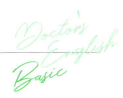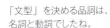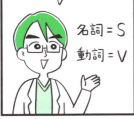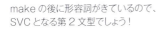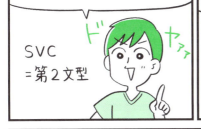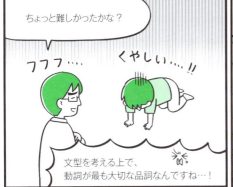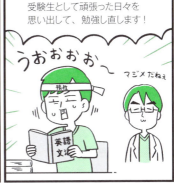

文型を意識して動詞を覚えよう

　動詞は、文型を決定する（＝文の骨格を作る）という意味では、最重要品詞と言えるでしょう。そのため、できるだけ多くの動詞表現を自分の頭の中にストックすることをお勧めします。さらに、次の2点を知っておくと便利です。

1. 基本的な動詞は複数の文型をとることが多い

　例えば make は、**表1**のようにすべての文型をとることができます。

表1 make の文型

第1文型	I will make for his house.	私は、彼の家に向かうつもりです。
第2文型	She will make a good doctor.	彼女はよい医師になるだろう。
第3文型	Have you made a decision on surgery?	手術の決心はつきましたか？
第4文型	Pain doctors will make you arrangements.	疼痛管理の医師は、（薬剤の）調整をしてくれますよ。
第5文型	Please make sure that the patient is on antibiotics.	患者に抗菌薬が投与されていることを確認してください。

　また、leave を例に挙げると、第2文型以外のすべての文型をとることができます**表2**。

表2 leave の文型

第1文型	He left for the station.	彼は、駅に向かって出発した。
第2文型	なし	なし
第3文型	Please leave it to me.	それは、私に任せておいてください。
第4文型	He left his son a big house.	彼は息子に大きな家を残した。
第5文型	She left the door open.	彼女はドアを開けたままにした。

"is gone" や "is come" は受動態として使われているのか？

"is gone" や "is come" という比較的よく使われる表現ですが、受動態として使われているわけではありません。go や come は原則として自動詞として使われるからです。

Dr. Shen is gone. とか The time is come. などという表現は、一見受動態のようにみえてしまいますが、go と come は自動詞ですから、be gone = have gone、be come = have come ということになります。つまり「完了」の意味として「be ＋自動詞の過去分詞」が使われているのです。

2. 第 2 文型、第 4 文型、第 5 文型をとる動詞は、類似した意味を持つことが多い

第 1 文型と第 3 文型は別として、第 2 文型、第 4 文型、第 5 文型には共通した意味のパターンがあると思います。第 2 文型をとる動詞は「変化」または「状態」に関連する意味 **表3**、第 4 文型をとる動詞は「与える」に関連する意味 **表4**、第 5 文型をとる動詞は「使役」に関連する意味 **表5** が多いです。

表3 第 2 文型の例：「変化」または「状態」に関連する意味

That issue remains unsolved.	その問題は未解決のままである。
He appears well.	彼は元気そうに見える。
(It) seems like she is unhappy.	彼女のご機嫌は悪いように思える。
This nodule feels hard.	その腫瘤は硬く感じる。
That sounds like a plan.	いい考えですね。

表4 第4文型の例：「与える」に関連する意味

We deny him surgery.	彼に手術は行わない。
We will render her the decision.	彼女に決定事項を伝えるつもりだ。
You should give it a try.	それをやってみるべきだ。
Please tell me your phone number.	電話番号を教えてください。
She left us a message.	彼女は私たちにメッセージを残した。

　例えば、deny him surgery や render her the decision という表現は耳慣れしていなくても、動詞の後ろに名詞が2つ付いているので、第4文型で使用されていることを推測してほしいです。deny ≒ do not give、render ≒ give ということを推測することで、大まかな意味はつかめると思います。

表5 第5文型の例：「使役」に関連する意味

Please let me know when you need me.	私を必要とする時はお知らせください。
I have you lift your shirt.	あなたにシャツを上げてもらいます。
I leave the problem open.	その問題を最終決定しないままにしておく。
Make sure to wear the gown when entering the room.	その部屋に入る時には、必ずガウンを着てください。

　上記で述べたように、動詞表現を覚える時は文型が大切です。自分のメモ帳に書く時は、動詞表現だけを書くのではなく、できるだけ文の形で記録しておくと、「文型」を覚えることに役立ちます。

Column 英文では主語は本当に省略されないのか？

　日本語と違って、英語は主語を省略しないと言われていますが、例外もあります。例えば、"Discussed the risks and benefits of the procedure." という一文がカルテに出てきた際に、どのように解釈するでしょうか。基本的に、初出の文において省略してよい主語は、1人称（IまたはWe）のみですので"I（私）"を補って解釈します。そもそも初出の文において、3人称の主語を省略したら文意が通じなくなりますし、2人称の主語を省略すると命令文になってしまいますよね。1人称の主語を省略した例文を下記に挙げます。

(I or We) Will discuss with my attending surgeon.
「自分の指導医と相談します」
(I or We) Plan to remove the chest tube.
「胸腔ドレーンを抜去する予定です」
(I or We) Anticipate the discharge in a few days.
「数日で退院できると予想します」

シンプルな動詞を活用しよう

　患者への説明は、日本語と同様、できるだけわかりやすい表現を使用することが大切です。そのため、日本人医師にとっても発音しやすい動詞、つまり「シンプルな動詞」を使うことを推奨します。「シンプルな動詞」とは、具体的にはhave、get、put、take、bring、give、go、do、leave、keepなどの中学校で習う動詞を指します。実際にほとんどの医療英会話においては、これらの動詞で事足ります。「シンプルな動詞」の中でも、leaveやputは日本人にはなじみが薄いので積極的に使って慣れておきましょう。

ぜひ身につけていただきたい、「シンプルな動詞」を含む表現を挙げます表6。

表6 シンプルな動詞を含む表現

leave the problem open	その問題を、最終決定しないままにしておく
put a Heimlich valve on the chest tube	胸腔ドレーンにハイムリッヒ弁をつける
get a lab	血液検査を行う
put the patient to sleep	患者を（麻酔で）眠らせる
See how things go.	状況がどうなるか見てみましょう。
You can get pneumonia.	あなたは肺炎になる可能性があります。
Get me connected to Dr. Sato.	佐藤先生に（この電話を）つないでください。

助動詞を使って「敬語での依頼」「仮定法」「婉曲」を伝えよう

　助動詞を使って敬語・仮定法・婉曲を表現することは、医療英会話で求められるスキルの一つです。医療英会話における最重要助動詞は、間違いなく would であることを覚えておいてください。まずは、would の持つ、「敬語」「仮定法」「婉曲」の使い方を覚えましょう。

1.「敬語」を意味する would

　医療英会話で依頼表現は頻用します。受験英語で学んだと思いますが、相手に依頼する時に、「Will you～?」や「Can you～?」ではなくて、「Would you～?」や「Could you～?」と助動詞の過去形を使うことがありますが、ここでの would や could には、「敬語」の意味合いが込められています。

Column 「Would you mind 〜ing?」と言われた時の
返答に注意

　「Would you mind〜ing?」も依頼の表現ですが、そう言われた時に返答する際には、返答の仕方に注意してください。同僚とか友達から「〜してくれない?」と聞かれて、「もちろん構わないよ」と肯定する時は、「No I do not mind 〜ing at all.」と否定文になります。受験英語でもよく出てくるやり取りですが、実際の場面において、「No」と、とっさに答えるのは意外に難しいです。

2.「仮定法」を意味する would

　仮定法は、受験英語で頻出表現であるだけではなく、医療英会話でもしばしば使われます。仮定法とは、「現実に反する仮定のもとで、結果を述べる」表現です。現実に反する仮定は、通常 if で始まる条件節で表されますが、if を使わないことも多く、それが手強いポイントです。

　次の一文を例に挙げます。

①仮定法の例 1　I would see the patient.

　患者の管理について研修医が迷い、上級医や同僚に尋ねる時、よく相手は "I would……" という表現を使います。この would という表現は、単に「だろう」という婉曲の意味ではなく、「仮定法過去」の意味で使っています。If 〜という仮定を表す条件節はなく、その代わりに「 I（私）」に仮定の意味が含まれています。"私だったら患者を診に行くよ" の意味で、その前提には「その研修医（あなた）は患者を診察していないよね」という現実があるのです。次の一文を読んでみましょう。

②仮定法の例 2　I would not offer surgery to this patient.

　この表現は上記と同様に考えると「私だったら、この患者に手術しないよ」という意味になります。実際には別の外科医が手術を行ったという現

47

実があるのです。

③仮定法の例3　**than it would be otherwise**

カルテなどで使われる表現として、「than it would be otherwise（〜しない場合と比較して）」という表現がありますが、ここでは otherwise が「そうしないならば」という仮定条件を表現し、would は「仮定法過去」の意味で使われています。

3.「婉曲」を意味する would

婉曲とは断定的に述べず、物事を柔らかく述べる表現です。日本語では「だろう」に相当する表現です。

It would be difficult for us to〜.

こちらの would は、「仮定法」の意味合いはなく、少しかしこまった感じで「〜だろう」を意味します。probably で代用しても差し支えありません。

would の次に重要な助動詞は、can と could です。なかでも、以下の使用法は重要です。

4.「禁止」を意味する cannot（can't）

You cannot〜（= You don't want to〜）「〜してはいけない（禁止）」という表現において、can は「許可」の意味で使われているため、cannot は反対の「禁止」を意味しています。

You cannot talk to me without knowing the patient's history. は、「患者の病歴を知らずして、僕に相談しないでくれ」という意味になります。

5.「敬語」を意味する could

「Could you〜?」と「Can you〜?」の大きな違いも大切です。「Can you〜?」は、同僚などに向けた依頼表現ですが、「Could you〜?」では「敬語」

として目上の人に対する依頼表現であり、「Would you〜?」の表現と同様です。

「Could you give me a call later？」は「後ほどお電話をいただけますか？」という意味になります。

6.「仮定法」を意味する could

would と同様、could にも「仮定法」としての使い方があります。

「We could do it.」という文においては、could は仮定法過去として使用されており、現実に反する仮定としては、「やろうと思えば」という意味が文の中に含まれています。したがって、文全体の意味は「やろうと思えばやれる（が、実際には行っていない）」ということになりますので注意してください。

一般人称の you は「お前」の意味じゃない！

　一般人称の you、we、they が中学校の教科書で出てきた時、正直、「こんなものを実際の英会話で使うのかな……」と感じたと思います。ところがよく使います！！ ただし、自分で使いこなす（自然と口をついて出てくる）レベルまでいくには時間がかかりますので、まずは聞き慣れることです。特に you についてですが、米国人同士の会話を聞いていて、you を一般人称として自然に捉えられるためには、とにかく慣れるしかないと思います。例えば、筆者が留学中に専門医試験の模擬口頭試問を見学していた時、指導医が "How would you deal with this difficult situation?" とレジデントに尋ねたところ、そのレジデントは "You can give it some time and see what happens." と答えていました。ここでの You は、まさかの指導医ではなく、一般人称として使用していることがわかりますよね。

Summary

「医療英会話における最重要品詞は動詞・助動詞」のまとめ

1　文型を意識して動詞を覚えよう

2　シンプルな動詞を活用しよう

3　助動詞を活用して「敬語」「仮定法」「婉曲」などを表現しよう

練習問題　「　」の意味になるように、カッコ内に適切な動詞または助動詞を記入しましょう（最初のアルファベットを示しています）。

1.　(p_ _) a Heimlich valve on the chest tube
　　「胸腔ドレーンにハイムリッヒ弁をつける」

2.　(g_ _) a lab　「血液検査を行う」

3.　(H_ _ _) it available, but do not open.
　　「それを使えるようにしておいて、でも（パッケージを）開けないで」

4.　(G_ _) a lung up.　「肺を膨らませて」

5.　(p_ _) a chest tube in　「胸腔ドレーンを入れる」

6.　I (g_) over with you.　「もう一度一緒に見直しますよ」

7.　(p_ _) the patient to sleep　「患者を（麻酔で）眠らせる」

8.　(h_ _ _) the document to my secretary Mary　「秘書のメアリーに渡す」

9.　(G_ _) me connected to Dr. Sato.　「佐藤先生に（この電話を）つないでください」

10.　(l_ _ _ _) the problem open　「その問題を最終決定しないままにしておく」

11.　(g_ _ _) it a try　「それをやってみよう」

12.　See how things (g_).　「状況がどうなるか見てみましょう」

13.　You can (g_ _) pneumonia.　「あなたは肺炎になる可能性があります」

14.　I (h_ _ _) you lift your shirt.　「あなたにシャツを上げてもらいます」

15. Pain doctors will（m_ _ _）you arrangements.
「疼痛管理の医師は、（薬剤の）調整をしてくれますよ」

16. （t_ _ _）your fluid off from the left chest 「左の胸から水を抜く」

17. I（g_ _）you. 「あなたの言うことがわかりました」

18. I（w_ _ _ _）not offer surgery to this patient. 「僕ならこの患者に手術はしない」

19. You（c_ _）not talk to me without knowing the patient's history.
「患者の病歴を知らずして、僕に相談しないでくれ」

練習問題の解答

1. put a Heimlich valve on the chest tube

2. get a lab

3. Have it available, but do not open.

4. Get a lung up.

5. put a chest tube in

6. I go over with you.

7. put the patient to sleep

8. have the document to my secretary Mary

9. Get me connected to Dr. Sato.

10. leave the problem open

11. give it a try

12. See how things go.

13. You can get pneumonia.

14. I have you lift your shirt.

15. Pain doctors will make you arrangements.

16. take your fluid off from the left chest

17. I got you.

18. I would not offer surgery to this patient.

19. You can not talk to me without knowing the patient's history.

基礎編 第4の柱 医療英会話における最重要品詞は動詞・助動詞

51

基礎編 5つの「柱」をマスターする

第5の柱

医療・医学英語における副詞・前置詞の使い方のツボ

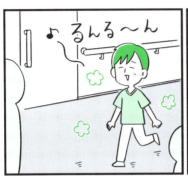

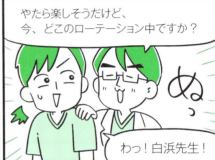

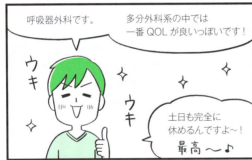

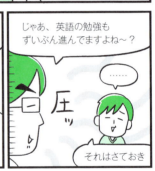

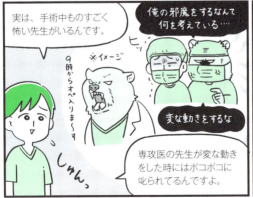

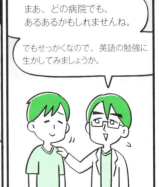

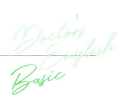
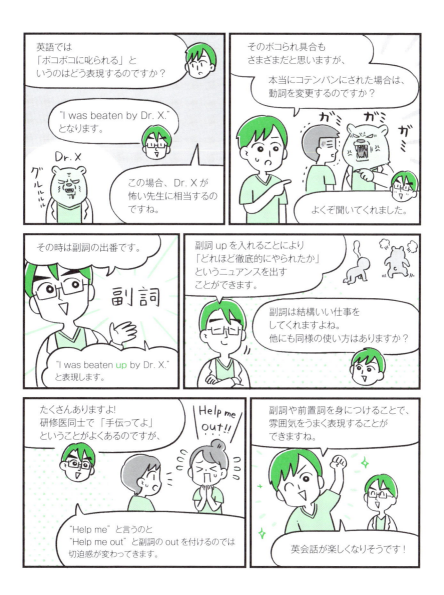

副詞はできるだけ動詞と組み合わせて覚えよう

　よく使用される「動詞と副詞のセット」はおよそ決まっているため、そのセットの形で副詞を覚えることが有用です。**表1**の表現は、北米の研修医や指導医から筆者が直接学び使っていたものです。緑色の副詞はなくても意味は通じますが、存在することにより、よりわかりやすい表現になっていますよね。これが副詞の本来の役割なのです。

表1 動詞と副詞のセットの例

see the patient back	患者を再診する
put the order through	指示を入力する
passing gas below	排ガスをする
pain comes around to the front	痛みが前の方へくる
will fuse back together	（折れた骨などが）元通り合わさる
speak out	はっきりと口に出す
help me out	しっかり手伝ってよ
watch out for ～	～に十分注意しておく
swing by（stop by）	ちょっと立ち寄る

　また「動詞＋副詞」の語句においては、副詞のほうに意味の重点が置かれることがあります。その場合、**表2**に示す例のように、in と out のような対義語が使われることが多いです。このように副詞に重点が置かれている場合は、むしろ副詞はメインの存在となるため、はっきりと発音する必要があるのです。

表2 in と out の対義語

sign in	入る認証をする	sign out	出る認証をする
check in	入る手続きをする	check out	出る手続きをする
breathe in	息を吸う	breathe out	息を吐く
let（them）in	場所に入れてあげる	let（them）out	場所から出してあげる
scrub in	（手洗いして）術野に入る	scrub out	（手洗いして）術野から出る

Column

「前置詞＋疑問詞」という便利表現も身につけよう

　自然な医療・医学英語を身につけるベストの方法は、北米医師が北米患者を診察する外来を見学することです。筆者も実際にフェローとして働く前に、4週間オブザーバーとして見学することにより、多くの便利表現を覚えることができました。その中で、次のような例があります。医師による問診の時には疑問文を多用しますが、「前置詞＋疑問詞」というセットも便利です。なかでもぜひ使ってほしい表現は「Since when？（いつからですか）」、もう一つは「Over（または For）how long?（どれくらい続いていますか）」です。これらのように、体系的に学びにくい表現は、個別にストックしておきましょう。

副詞と前置詞習得のポイント2

医療で使う副詞や前置詞のイメージを頭に描こう

　医療で使う副詞や前置詞を学ぶ際には、各単語のイメージを頭に描いておくと、早く習得することができます。特に、医療・医学英語において頻用される on や up には十分なじんでおいてください**表3〜7**。

表3 医療・医学英語の前置詞 on のイメージは「直接使用」「直接的な接触」

on medication	内服治療中
on 2 liters of oxygen	2リットルの酸素を吸入している
on ventilator	人工呼吸器を使用中
on ECMO	体外循環（人工心肺）を使用中
on board	搭乗している（比喩的な意味で「チームとして参加している」という意味で使われることが多いです）

表4 医療・医学英語の副詞 up のイメージは「強調」

work up (the patient)	患者をしっかり検査する
You see a nodule up here.	まさにここに腫瘤が見えますね。
all the way up to the chest wall	胸壁に至るまでずっと
free up the lung	肺を（癒着などから）完全に自由にする

表5 医療・医学英語の前置詞・副詞としての off のイメージは「離れる」

Surgery is off the table.	手術は選択肢ではないですよ。
I will take your fluid off from the left chest.	左の胸から水を抜きますよ。
I am off duty today.	今日は非番です。

off に関しては「the off-chance（薄い可能性）」や「off site training（現場外での研修）」のように、まれに形容詞として使うこともあります。

表6 医療・医学英語の前置詞・副詞としての down のイメージは「上から下」。必ずしも悪い意味で使われるわけではない

You can decide on the treatment option down the road.	経過をみながら（もともとは「道沿いに行けば」という意味）、治療手段を決めればよいです。
I do not want to slow you down.	仕事の邪魔をしたくはない。
Do not let me down.	私をがっかりさせないでくれ。

表7 医療・医学英語の前置詞・副詞としての under のイメージは「進行中」

Your blood pressure is under control.	血圧はコントロール良好です。
The project is under way.	その企画は、現在進行中です。
This building is under construction.	その建物は建築中です。

 「Don't do that!」と叱られたら、どう返答すべきなのか

「叱られることも外科レジデント・フェローの仕事です」と言う人もいます。渡米前、米国人相手に英会話を練習していた筆者は「叱られる」ことにも備えておこうと思っていましたが、"Don't do ～" と叱られた時にはどう返答するのが正解なのか？ ということがわかりませんでした。もしYesと答えてもNoと答えても、何かしっくりこないような気がしていました。ある日、その米国人の友人に聞いたところ、彼も迷った挙げ句「OKというのが無難じゃないか」と言いました。「OK」は、目上の先生に対しても失礼にはならないようで、実際筆者が臨床留学中に（叱られた時に）使用した結果、問題なかったようです（寒い雰囲気にはなりませんでした）。

副詞と前置詞習得のポイント3 連続（発）音になじもう！

　英語を聞き取る上でハードルとなっているのが「複数単語の連続発音」です。

　具体的な例として、"out of it" という語句は「それによる結果」という意味でしばしば使う表現です。この3つの単語は、ほぼ連続して発音されます。つまり「アウト　オブ　イット」という感じの「区切った発音」ではなく、「アウタビィット」という感じの「連続した発音」になります。

　このような連続発音のほとんどには、前置詞や副詞が含まれているため、

前置詞と副詞に慣れることはリスニングの向上にもつながります。筆者がよく耳にした連続発音を、**表8**に挙げておきます。

表8 複数単語の連続発音

	各単語を区切って発音した場合	実際の会話で発音される連続音
about it	アバウト イット	アバウィト
in it	イン イット	イニット
keep it in	キープ イット イン	キーピティン
put it in	プット イット イン	プティティン
want to	ウォント トゥ	ワナァ
is going to	イズ ゴーイング トゥ	イズガナァ

Summary
「医療・医学英語における副詞・前置詞の使い方のツボ」のまとめ

1. 副詞はできるだけ動詞と組み合わせて覚えよう
2. 医療・医学英語で使う副詞や前置詞のイメージを頭に描こう
3. 連続（発）音になじもう

練習問題　「　」の意味になるように、カッコ内に適切な前置詞または副詞を記入しましょう（最初のアルファベットを示しています）。

1. Hang (i_) there!　「頑張れ」
2. lay (b_ _ _)　「横になって」
3. peel the tape (o_ _)　「テープを剥がす」
4. free (u_) the lung　「肺を（周囲の組織から剥がして）自由にする」
5. speak (o_ _)　「はっきり口に出す」

6.　put the order（t＿ ＿ ＿ ＿ ＿ ＿）「指示を（きちんと）出す」

7.　Help me（o＿ ＿）．「（しっかりと）手伝ってね」

8.　work（u＿）（the patient）「（患者を）（しっかりと）検査する」

9.　see the patient（b＿ ＿ ＿）「患者を再診する」

10.　passing gas（b＿ ＿ ＿ ＿）「排ガスをする」

11.　N（a＿）Nancy　「（単語のスペルを説明する際に）ナンシーのN」

12.　systolic BP is（i＿）the 150's　「収縮期血圧が150台です」

13.　decide（o＿）the plan　「その計画に決定する」

14.　decide（a＿ ＿ ＿ ＿ ＿ ＿）surgery　「手術しないことを決心する」

15.　operate（o＿）the patient　「その患者を手術する」

16.　Sounds（l＿ ＿ ＿）a plan．「よい考えですね」

17.　Do you want me to stick（a＿ ＿ ＿ ＿ ＿）for the time being?
　　「もうしばらくこのあたりで、ウロウロしていましょうか」

18.　It usually resolves（o＿）its own．「それは自然と良くなりますよ」

19.　Keep（u＿）your good work．「この調子で頑張ってください」

20.　Dr. Nichols is（i＿）charge of your care.
　　「ニコールズ先生が、あなたの主治医ですよ」

21.　ambulate（a＿）tolerated　「できる範囲で歩行をする」

22.　You can play（a＿ ＿ ＿ ＿ ＿）with the scope．「この内視鏡で遊んでてもよいですよ」

23.　He is not（i＿）a good spirit．「彼は機嫌が良くない」

24.　divide the sternum from top（d＿ ＿ ＿）「胸骨を上から下に向かって切る」

練習問題の解答

1. Hang in there!

2. lay back

3. peel the tape off

4. free up the lung

5. speak out

6. put the order through

7. Help me out.

8. work up（the patient）

9. see the patient back

10. passing gas below

11. N as Nancy

12. systolic BP is in the 150's

13. decide on the plan

14. decide against surgery

15. operate on a patient

16. Sounds like a plan.

17. Do you want me to stick around for the time being?

18. It usually resolves on its own.

19. Keep up your good work.

20. Dr. Nichols is in charge of your care.

21. ambulate as tolerated

22. You can play around with the scope.

23. He is not in a good spirit.

24. divide the sternum from top down

実践編

場面別攻略法

実践編 | **場面別攻略法**

場面1　ドクター同士の英会話とメール

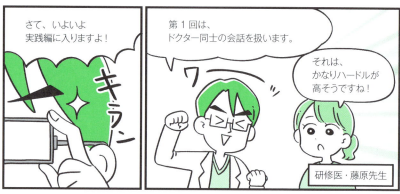

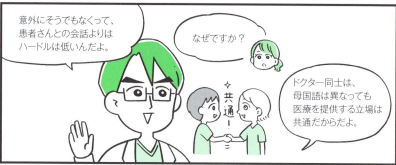

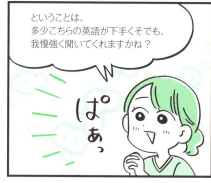

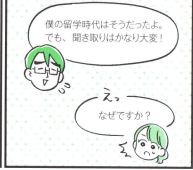

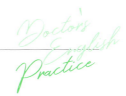
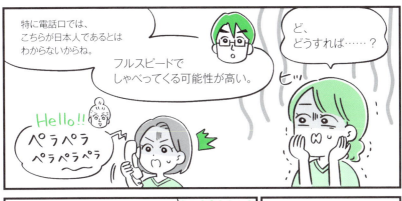
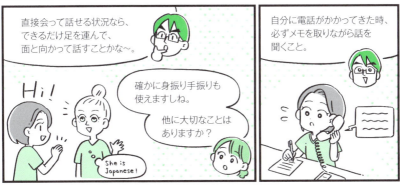
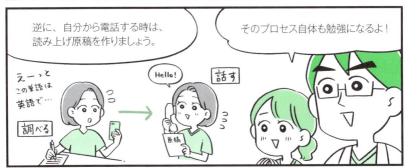

場面設定1 救急外来からの電話に対応する

　最初のうちは、電話でのやりとりはかなりハードルが高いものです。ここでは電話対応の中でも、特に適切な対応が求められる「救急外来からの電話対応」を扱います。

　必ずメモを取りながら情報収集することはもちろんのこと、自分自身で情報収集できるように、患者のIDと担当医のコールバック先を確認しておきましょう。

　電話でも対面でも、最も大切な情報は「正確な病歴と臨床経過」であることを忘れずに。

1. 場面1-1　音声08

ER resident: Hi, this is Tom[1], one of ER residents, calling from[2] emergency department. I want to touch base with[3] you regarding Dr. Nichols' patient, Mr. Smith, who underwent Ivor-Lewis esophagectomy for esophageal adenocarcinoma on November 15th. He was discharged on the 30th of November but presented here with high fever lasting for a few days. The incision looks good and we did a cat scan[4].

Thoracic fellow: Thank you for the heads-up[5]. May I have his clinic number（ID）?

①重要表現の解説

1. 多くの場合、指導医からではなく、初期研修医から電話がかかってきます。レジデント（研修医）は、大抵自分のことをファーストネームで名乗ります。それに対して指導医は、自分のことをDr. ～と名乗ることが多い傾向があります。自信満々で話す研修医が多いですが、臆

64

することなく対応してください。
2. calling from は「～（の部署）から電話している」という意味で、他科コンサルトの際によく使います。
3. touch base with you は「患者の情報を連絡する」時に使用します。
4. cat scan は CT（computed tomography）の口語的な表現であり、医療英会話でよく使われます。
5. the heads-up は「前もってのお知らせ」という意味で使います。head に関しては複数形になっていますが、heads-up 全体としては単数名詞として扱います。ハイフン（-）は省いても問題ありません。

②日本語訳例

救急外来研修医：もしもし、救急外来研修医の Tom です。ニコールズ先生の患者の Smith さんのことで連絡があり、救急部から電話を差し上げております。Smith さんは、11 月 15 日に食道の腺癌に対して Ivor-Lewis 食道切除術を受けました。11 月 30 日に退院しましたが、数日間持続する高熱でこちらに来られております。創部については問題なく、（熱源の検索のために）私たちは CT を行いました。

胸部外科専攻医：ご報告いただきありがとうございます。患者の ID を教えていただけますか？

2. 場面 1-2

 音声 09

ER resident: Yes of course. His number is 786497. We are waiting for the **radiology reading**[1] but we felt we should let you know now.

Thoracic fellow: Thank you. I am in front of a computer and let me see the images now. Looking at the scan, there may be a fluid collection around the gastric conduit, which could be an anastomotic leak **versus**[2] chyle leak. **I am coming**[3] in and will probably admit the patient to the thoracic floor.

①**重要表現の解説**
1. 放射線（診断）科の読影は radiology reading と表現します。放射線科の当直医が比較的迅速にレポートを書いてくれますが、遅れている場合は電話をかけて確認しましょう。
2. versus は、「対決」というよりは、2 つを「対照、対比」させたい時に使います。
3. 「今から行きます」と伝える時に、ついうっかり I am going と言わないようにしましょう。相手方に向かって「行く」場合は、go ではなく come を使用します。

②**日本語訳例**
救急外来研修医：はい、もちろんです。患者の ID は 786497 です。私たちはまだ放射線科の先生の読影を待っていますが、（患者の経過については）今すぐお知らせすべきだと思いました。

胸部外科専攻医：ありがとうございます。私はコンピューターの前にいますので、今画像を見てみますね。CT では、胃管周りに液体がたまっているようですが、これは吻合部不全か、あるいは乳び漏かもしれません。今から（患者を診に）行きます。おそらく胸部外科病棟に入院させることになるでしょう。

3. 場面 1-3 音声 10

ER resident: I see. The other thing is[1] he has been struggling with[2] a leak around the jejunostomy tube and I wonder（if）you can address the issue as well.

Thoracic fellow: Certainly we will also work on that issue[3].

①**重要表現の解説**
1. The other thing is は「あと一つ（だけ）伝えたいこと」の意味で、申

し送りなどでよく使います。

2. 主訴ではなくても対応するべき問題点に関しては、患者を主語にして struggle with ～と表現します。

3. "work on the issue" という表現は、"address the issue" と同様に「その問題点に対応（対処）します」という意味の必須表現です。

②日本語訳例

救急外来研修医：わかりました。もう一点、お伝えしたいことがあります。患者の空腸瘻のチューブ周りの液漏れが大変なようです。それについても対応していただけますでしょうか。

胸部外科専攻医：もちろん、その問題にも対応いたします。

Column 「寒い」会話表現も知っておこう

　自分で使いこなせなくてもよいですが、意味がわからないと「空気を読まない」対応をしてしまう可能性がありますので、知っておくべき「寒い」表現を挙げたいと思います。

● Kick me out of the OR (operating room).：良い（珍しい）手術症例の時に、正規のレジデントやフェローが、自分が手術に入るため他の（下級生の）レジデントを追い出すことがあり、そのことを表現する際に使います。

● nasty：やり方が汚い時や言葉遣いが悪い時に使います。

● He is not in a good spirit.：上の先生などの機嫌が良くない時に使います。

● He is demanding.：上の先生などの仕事の要求度が高い時に使います。

● She is bossy.：bossy は「偉ぶる」「上から目線」という意味です。

● It is a headache.：ここでの headache は「頭痛」から発展して「頭の痛い問題」を意味しています。

● He is a neck pain.：ここでの neck pain は headache とほぼ同意義で使われています。間違っても上の先生に使わないようにしましょう。

67

- He had an attitude.（= He gave me an attitude.）：ここでの attitude は bad attitude の意味で使い「態度が悪い」という意味になります。
- You piss me off.：相手に対して「いい加減にしないと怒るよ」という強い怒りを表します。
- Did you eyeball the patient?：自分自身で患者を診たのか？ という意味です。カルテや看護師の話だけを聞いて上司に報告していないよね？ ということです（逆に言うとベットサイドに足を運ばず、二次情報で指導医にプレゼンする研修医がいるということです）。
- hyper：テンションが高い人のことをこのように表現します。

場面設定2　入院患者に関して指導医へ報告する

　内科系でも外科系でも、朝の予備回診（＝指導医の回診前に、自分一人あるいは他の研修医や医学生と回診すること）後、指導医に入院患者の経過を報告（プレゼン）する場面があります。ここでは、報告する先生を外科研修医と仮定して、術後患者の経過を報告する場面を想定しました。「シンプルに」「わかりやすく」プレゼンすることを心掛けて練習しましょう。プレゼンの締めとして大切なことは、間違っていても構わないので「自分のプランを伝えること」です。外科研修医の場合は、朝のプレゼンの出来次第で手術をさせてもらえるか決まりますので、チャンスをつかみにいくという意味でも頑張ってください。

1. 場面 2-1 音声 11

Surgical resident: We have **8 primary patients and 2 followed patients**[1]. Starting with Patient Mr. Smith, he is **day number 2 from**[2] VATS right upper lobectomy for stage I non-small cell lung cancer. He is doing well.

No overnight issues[3]. His chest tube shows no airleak. So plan will be to[4] put it to water seal and get a four-hour X-ray. If it is ok, we can take the tube out and send him home. We can see him back in clinic in two weeks.

Consultant: OK. Sounds good. Who is next?

①重要表現の解説

1. 主科（primary service）として患者を担当している場合は primary、他科からコンサルトとして担当している場合は followed と表現します。
2. プレゼンや申し送りにおいては、入院日や手術日を基準に経過日数を述べることが基本で、今回の場面では「〜の術後○日」という表現です。例えば入院日を基準とするならば、第7病日は、the 7th hospital day あるいは hospital day 7 などと表現します。
3. 指導医とは毎日ディスカッションしているため、まずは「昨夜のイベント」について報告すると話の展開がスムーズです。
4. 指導医に対する報告やディスカッションにおいては、最後に自分自身の考えるプランについて述べることが重要です。なぜなら、研修医が自分の考える「診療のプラン」を述べるかどうかで、主体性を持って学ぼうとしているかが評価されるからです。「正しいか間違っているか」は問題ではありませんので、とにかくプランを述べるように心掛けてください。

②日本語訳例

外科研修医：私たちは8人の主科患者と2人のコンサルトの患者がいます。まずは Smith さんからですが、ステージⅠ非小細胞肺癌に対する胸腔鏡下右上葉切除の術後2日目です。順調に経過しています。昨夜も問題ありませんでした。胸腔ドレーンからのエアリークはみられません。したがって、ドレーンを水封にして4時間後にX線写真を撮ろうと思います。X線写真に問題がなければ、ドレーンを抜いて退院させ、2週間後の外来で再診

ということでよいと思います。

指導医：わかりました。よさそうですね。次は誰ですか？

2. 場面 2-2 音声 12

Surgical resident: Ms. White, **who**[1] is day 7 from open esophagectomy for EG（esophagogastric）junction adenocarcinoma, complained of worsening of the right-sided chest pain last night. We got an EKG and troponin, **both of which**[1] were negative.

Consultant: Oh my god. **Do not overreact**[2] to her chest pain. Otherwise doing OK?

Surgical resident: Sure. Maybe we can send her home tomorrow.

Consultant: **I agree**[3]. Set up her clinic appointment.

①重要表現の解説
1. 関係代名詞の継続用法は、会話文でもよく使用されますし、便利ですのでぜひプレゼンでも使ってみましょう。
2. Do not overreact とは、「過剰反応だ・大げさすぎるよ」と言いたい時に使います。
3. 「その通りです」と言いたい時には、"Right" や "Correct" と言っても構いませんが、"I agree" の方が「文の形」であるため丁寧な印象を与えます。

②日本語訳例
外科研修医：（次は）White さんですが、食道胃接合部の腺癌に対して、開胸食道切除の術後 7 日目で、昨夜右側の胸部痛が悪化したと訴えました。私たちは心電図とトロポニンを検査しましたが、いずれも陰性でした。

指導医：あらあら、それは過剰反応ですね。それ以外は大丈夫ですか？

外科研修医：もちろんです。明日彼女を退院させることができるかもしれ

ません。

指導医： その通りですね。外来予約を取ってくださいね。

Column コンサルト（他科診）の原則

　北米では日本よりもコンサルト（他科診）が多い印象です。コンサルトが発生した際には、当番のレジデントかフェローができる限り迅速に診察して、自分の上司である指導医に報告し、方針を決定してカルテを記載します。カルテ記載と前後して、できるだけ primary service（主科）と口頭で discussion します。この主科と直接ディスカッションすることが大切です。思わぬ行き違いを防ぎますので時間の余裕がある時はぜひ行ってください。特にドレーン留置などの侵襲的な処置をする前には、指導医に相談するのが原則ですが、"stat call（stat consult）" つまり「緊急コンサルト」に関しては例外で、自分で先に処置しても構いません（ただし事後報告は必要です）。日本との最大の違いは、コンサルトの患者も、主科の患者と同様に毎日診察して、毎日カルテを書くことを求められることです。

場面設定3　週末当番の研修医に申し送りのメールを送る

　北米研修医の週末は完全当番制であることが多く、当番になれば担当患者は普段の数倍になります。ボストンでは週末の担当患者が 30 人以上になることもありました。夜間週末の申し送りの方法は施設により少し異なりますが、メールであれ、口頭であれ、担当患者の問題点を明確にして、行うべき処置をはっきり依頼することが必要です。今回は、週末の申し送りメールの一例を示します。研修医同士のメールでは「口語表現」に近くなり、「略語」が多用され「主語や be 動詞が省略」される傾向があるので、少々慣れが必要です。

実践編　場面1　ドクター同士の英会話とメール

1. 場面 3-1

Dear Theolyn,

I am sending this signout email for this weekend because apparently you will cover Dr. X's service. **Overall, there is no active issue**[1] in his patients.

Mr. Y: 6POD from three-hole esophagectomy. Ambulating. We have kept a chest tube in and kept him NPO because of chyle leak. Please follow the chyle leak output and **check with Dr. X if we can start clear liquid**[2].

Ms. Z: 3POD from open right lower lobectomy. Doing very well. Chest tube is out and **going**[3] home tomorrow. Please make sure her discharge summary is updated.

Mr. A: 2POD from VATS pleural biopsy. Derilium was noted last night and **psych consulted**[4] today. Recommendations provided in the consult note. Today he has been oriented **times three**[5].

I hope they are not bothering you so much.
I can be reached on the cell phone **with any questions**[6].

Have a silent weekend.

Matt

①重要表現の解説

1. 簡潔に全体像を述べると、相手に親切ですので、この表現も積極的に使いましょう。

2. 「〜先生（指導医）に対して、○○でよいか確認する」という意味で、研修医にとっては必須表現です。

3. ここでは、"the patient is" が省略されています。

4. 受動態で be 動詞（was）が省略されています。be 動詞はこのように初出でも省略されることがあります。

5. time はここで「回数」という意味です。具体的には「人」「時間」「場所」の3項目に対してという意味です。ちなみに、time が可算名詞で使われる時「時代」「回数」「倍数」の意味で使われることが多いです。

6. 条件を表す with が、前置詞として使われています。

②日本語訳例

Theolyn さんへ

メールで今週末の申し送りをさせていただきます。先生は、Dr. X（指導医）の患者の担当（研修医）になっているようです。Dr. X の患者は、全般的に何も大きな問題はありません。

Y さん：食道切除・頸部再建術後6日目。歩行しています。乳び漏のため胸部ドレナージを継続しつつ絶食にしています。乳びの排液量を確認し、Dr. X に流動食を開始してもよいかどうか確認してください。

Z さん：開胸右下葉切除後3日目。非常に順調です。胸部ドレーンは抜けており、明日退院予定です。退院サマリーがアップデートされていることを確認してください。

A さん：胸腔鏡下胸膜生検後2日目。昨夜せん妄がみられ、本日精神科に

コンサルトしました。精神科のカルテに（精神科からの）推奨事項が記載されています。本日、（人・場所・時間に対する）見当識に問題はありませんでした。

大変な患者管理にならないことを願っています。質問があれば携帯電話でご連絡ください。

穏やかな週末でありますように。

マット

申し送りに関連した便利表現

- rough night：「大変忙しい夜」「大変だった当直」を意味します。疲れていそうな当直明けの研修医には「Was it a rough night?」と聞いたりします。
- get me connected to (or with) 〜：電話をかけて「〜につないでください」という意味の表現です。
- transfer (or patch out) my pager to Dr. Z, whose number is XXXXX.：自分が off（休日）の時に「自分のポケットベル番号に掛かってくる呼び出しは、Dr. Z（代診をする研修医）のポケットベルに転送してください」とオペレーターに依頼する言い方です。また、それを元に戻すためには "transfer the number XXXXX back to me." という言い方をします。
- Status quo：「（患者の状態が）落ち着いています」という意味です。
- Make sure 〜：「確実に〜してください／〜を確認してください」という意味の表現で、後に to 不定詞あるいは文が続きます。例えば "Make sure the patient is on antibiotics."「患者に抗菌薬が投与されている

ことを確認してください」や "Make sure to put a gown on." 「確実に（忘れずに）ガウンを着てください」などです。

● The bottom line is ～ :「（いろいろ複雑な状態（状況）ではあるけれども、）少なくとも以下のことは確実に言える」という意味です。研修医の長い、要を得ないプレゼンの後で、指導医が "Wait, wait, wait. What is the bottom line?" と聞き返したこともありました。

● ～ wise :「～的には、～の点では」という意味の接尾語で、otherwise や likewise でみられます。その他の painwise や neuro-wise、GI wise は、回診中のプレゼンで使われ、それぞれ「痛みの点では」「神経的には」「消化器的には」という副詞になります。ただ、どちらかと言えば口語表現なので、正式には GI wise よりも in terms of GI や from GI standpoint を使う方がよいでしょう。

● Let's run the list. : ここでは run が第 3 文型で使われていて、「リストを確認していく」といった意味になります。申し送りの時に使う文言です。担当患者のリストを上から順番に見ながら、各患者の治療方針や抜けがないかを確認していきます。

● Please keep me in the loop. : Keep ～ in the loop で「情報の輪の中に入れておく」という意味なので、「私にも情報を共有してね」という意味の文です。具体的には、メールなどで情報共有する時には「私にも cc してね」というニュアンスになります。

Summary

「ドクター同士の英会話とメール」のまとめ

1	ドクター同士の会話は、患者との会話よりはハードルが低い
2	頻度の高い状況は「他科ドクター（救急外来）からのコール」「指導医への報告」「研修医同士の申し送り」である
3	最初のうちは、話を聞きながらメモを取り、メモ原稿を準備してから話すようにしよう

練習問題 それぞれの表現が「　」の意味になるように、カッコ内に適切な単語を記入しましょう（単語の最初のアルファベットを示しています）。

1. He is OK (w＿ ＿ ＿) 〜.「彼は〜について了解している」

2. Thank you for helping (w＿ ＿ ＿) this.
   「この件についてお手伝いいただいてありがとう」

3. What's the (d＿ ＿ ＿)?「何が問題（ポイント）なのですか？」

4. sit (t＿ ＿ ＿ ＿)「（性急に方針を変更することなく）じっくり経過をみる」

5. Urine output is a kind of (b＿ ＿ ＿ ＿ ＿ ＿ ＿ ＿) for last few hours.
   「尿量がこの数時間、微妙な感じです」

6. This patient is getting (extra＿ ＿ ＿ ＿ ＿).「この患者にとっては輸液が多いね」

7. What state is the patient (i＿)?「この患者の状態は？」

8. (s＿ ＿ ＿ ＿ ＿) intravenous to oral「経静脈投与から経口投与に切り替える」

9. (f＿ ＿ ＿) Gy standpoint「婦人科の立場からは」

10. Feed tube was plugged last night and (e＿ ＿ ＿ ＿ ＿ ＿ ＿ ＿) with guidewire.
    「栄養チューブが昨夜閉塞したので、ガイドワイヤーを使って交換しました」

練習問題の解答

1. He is OK with 〜.

2. Thank you for helping with this.

3. What's the deal?

4. sit tight

5. Urine output is a kind of borderline for last few hours.

6. This patient is getting extrafluid.

7. What state is the patient in?

8. switch intravenous to oral

9. from Gy standpoint

10. Feed tube was plugged last night and exchanged with guidewire.

Memo

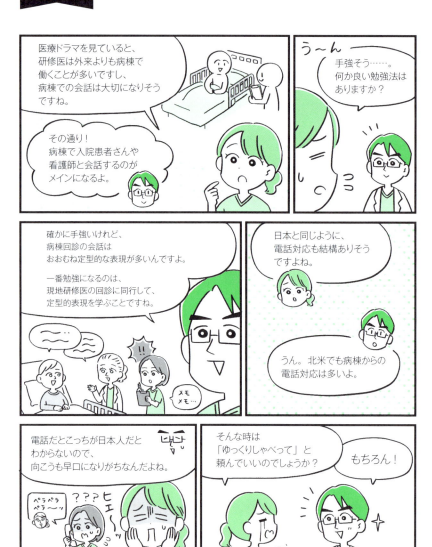

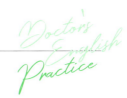
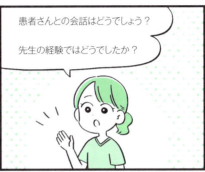
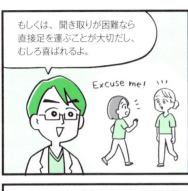
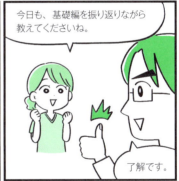
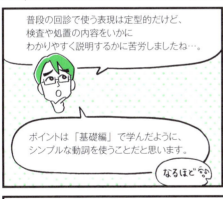
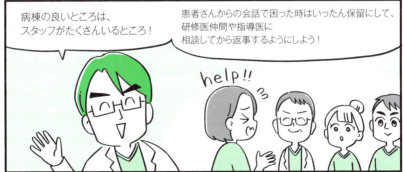

場面設定1 朝の回診で入院患者を診察する

　レジデントやフェローの大切な仕事として、指導医回診に先だった早朝のラウンド（予備回診）があります。すでに数日入院している患者の診察と評価を行うほかに、夜間休日の当直時間帯に緊急入院した患者の情報収集・診察・アセスメント・治療計画に関しても短時間で行わなければなりません。今回の場面では、昨夜緊急入院した患者を、朝の回診で診察する状況を想定してみました。

1. 場面1-1 音声13

Resident: Good morning, sir! I am **Dr. Mat Allen**[1] and a resident of Dr. Edell. **This is the rest of the team**[2]. **I am rounding to see his patients**[3]. I am sorry to wake you up so early. May I turn the light on?
Patient: Sure.
Resident: **I heard**[4] that you were admitted last night for pneumonia.
Patient: That's correct. I have had a high fever for last few days.
Resident: How have you been since last night?
Patient: I feel much better now. Seems like my fever has come down since they started IV antibiotics last night.
Resident: Great to hear that you feel better now.

①重要表現の解説

1. Dr. Mat Allen のように、自分自身に「Dr.」をつけることに違和感を覚えるかもしれませんが、単なる称号なので問題はありません。むしろ患者にはわかりやすくて良いですし、患者に向かってファーストネームで自己紹介するのは一般的ではありません。

80

2. This is the rest of the team と紹介することにより、チームで回診していることを簡単に伝えます。
3. I am rounding to see his patients もよく使う言い回しです。研修医が指導医の患者を担当していることは、患者自身も理解しています。このように伝えることにより、指導医と連携していることを伝えます。
4. I heard という表現は患者自身から病歴を確認するための、シンプルですが重要な文言です。

②日本語訳例

研修医：おはようございます。私はドクター・マット・アレンと申します。エデル先生の下についている研修医です。こちらが同じチームのメンバーです。エデル先生の患者を回診しているところなのです。朝早く起こしてしまってすみません。ライトをつけてもよろしいですか？
患者：もちろんです。
研修医：昨夜、肺炎で入院されたとお伺いしました。
患者：その通りです。ここ数日、高熱が続いていました。
研修医：昨夜から具合はいかがですか？
患者：今はだいぶ良くなりました。昨夜から点滴の抗菌薬を始めてから熱が下がったようです。
研修医：それはよかったです。

2. 場面 1-2 音声 14

Patient: Doctor, I forgot to tell doctors one thing. I have had chest pain when I climb stairs. Now it does not bother me too much in the hospital.
Resident: How would you describe the pain[1], like "sharp" "tingling", or "heavy" like an elephant put their feet on your belly?
Patient: I would say it's heavy pain.
Resident: All right. I think that your pain should be evaluated before we

let you go[2] home. Let me arrange some test and maybe we have you seen[3] by our cardiology colleagues. Any other questions?

Patient: I understand. Is the test painful?

Resident: Not really. They may give you some medicine and get an EKG to examine any issues in your heart vessels.

Patient: I see. I agree to get the test done. Thank you for arranging the test.

Resident: You are very welcome. I check on you later[4]. See you then.

①重要表現の解説

1. How would you describe the pain? という表現は問診では必須です。患者自身に表現してもらうことは病歴聴取の基本です。

2. we let you go のように、let は幅広く使える会話表現です。let という動詞は「許可」を意味しますが、「上から目線のニュアンスではありませんので、幅広く使えます。

3. have you seen における have は、第5文型で使用されています。基本動詞である have は、ニュートラルなニュアンスを持つため、幅広い状況で使えます。

4. I check on you later は診察を終了して立ち去る時に有用な表現です。later というのは幅広い時間を意味しており、翌日になることもあります。

②日本語訳例

患者：先生、今まで伝え忘れていたことがあります。階段を上ると胸が痛くなるのです。入院中は大したことがないように思えるのですが。

研修医：その痛みはどんな痛みですか？ 鋭い痛み、チクチクする痛み、あるいは象に踏まれているような重い痛みでしょうか？

患者：重い痛みだと思います。

研修医：わかりました。退院前にその痛みを調べておく必要があると思い

ます。いくつかの検査を入れて、循環器の先生に診てもらうことにします。
他に質問はありますか？

患者：わかりました。痛い検査でしょうか？

研修医：大して痛くありません。薬を投与して心電図を取り、心臓の血管
に問題がないかを調べます。

患者：了解しました。検査をよろしくお願いします。

研修医：いえいえ。また様子を見に来ます。それでは。

場面設定2 ## 病棟看護師からのコールに対応して指示を出す

　この場面では、病棟看護師から研修医に電話がかかってくることを設定
しています。研修医の立場においては「電話で応急処置を口頭で伝え、そ
の後カルテに入力する」という対応となることが多く、そのやり取りを扱
います。看護師からの電話においても、最初のうちは英語を聞き取りにく
いことが多いと思いますので、その場合は直接赴いて話を聞くほうがよい
でしょう。

1. 場面 2-1　　音声 15

Resident: Hey, this is Zeena. I was paged[1] (I am returning my page).

Nurse: Hi this is Katy[2] calling from Francis 5C. I paged you regarding
Dr. Allen's patient Mr. Smith.

Resident: OK. Could you tell me what is wrong with him?

Nurse: He had an open thoracotomy and right upper lobectomy for non-
small cell lung cancer two days ago. He still has a urinary catheter and
his urine has been on the lower side[3] for last four hours. He has been
doing well otherwise[4] and has no specific complaints.

83

①重要表現の解説
1. I was paged（I am returning my page）. という表現はくどいと思われるかもしれませんが、「呼び出された人間が電話をかけています」ということを伝えるために、この文言は大切です。
2. 看護師も研修医同様、自分のことをファーストネームで名乗ることが多いです。
3. has been on the lower side という「ちょっと低い」を意味する便利な表現は、尿量だけではなく、血圧やドレーン排液にもそのまま使えます。"a little (bit) low" と表現してもよいです。
4. otherwise という表現は「他の点では」という意味で使っています。類似の表現として、painwise「痛みの点では」、neurowise「神経学的には」などという表現があります。

②日本語訳例
研修医：もしもし、ジーナです。コールバックしています。
看護師：フランシス5Cのケイティです。アレン先生の患者のスミスさんのことでご連絡しました。
研修医：了解しました。どんな具合でしょうか。
看護師：スミスさんは2日前に非小細胞肺癌のために開胸の右上葉切除術を受けました。まだバルーンカテーテルが入っているのですが、この4時間の尿量が減少傾向です。それ以外は問題なくて、特に本人の訴えもありません。

2. 場面 2-2 音声 16

Resident: How much is the urine output for the four hours?
Nurse: It's about 60 mL over[1] 4 hours.
Resident: What is the blood pressure?
Nurse: Blood pressure is kind of soft, 85 over 40.

Resident: I guess[2] he is on the dry side and I will give him a bolus of 500 mL normal saline.

Nurse: Sounds very good. Could you write the order[3] for me?

Resident: Yes of course. Thank you for letting me know[4].

Nurse: You are very welcome.

①重要表現の解説

1. over という前置詞の代わりに、先出の for でもよいです。

2. I guess という表現は、比較的くだけた言い方ですが、通常問題なく使用できます。

3. write the order という表現は、手書きカルテの時代では「指示を手書きで記載する」ことを意味しましたし、現代では「電子カルテに入力する」を意味します。いずれにしても、口頭指示ではなくきちんと指示を形に残すことが大切です。

4. Thank you for letting me know. という表現は、会話の締めくくりに使えるだけではなく、コメディカルとの良好な関係づくりに役立ちますので、ぜひ使ってください。余裕がなければ Thank you. だけでも OK です。

②日本語訳例

研修医：この4時間の尿量はどれくらいですか？

看護師：4時間で約 60 mL ほどです。

研修医：血圧はどうですか？

看護師：血圧はやや低めで、85 の 40 です。

研修医：ちょっとドライサイドのようですね。生理食塩液 500mL をボーラスで投与しましょう。

看護師：よい感じですね。オーダーを入力していただけますか？

研修医：もちろんです。ご連絡いただきありがとうございました。

看護師：どういたしまして。

実践編

場面 2

病棟での英会話

85

電子カルテでよく使用されている入院指示の表現を、**表1**にまとめておきます。

表1 電子カルテ上での入院指示の表現

admit to general care	一般病棟に入院
ambulate as tolerated	可能な範囲で歩行
record intake and output	イン（摂取量）とアウト（排出量）を記録
call service if urine output is less than 20mL/hour for two consecutive hours	尿量が 20mL/ 時未満が 2 時間続けば担当医をコール
call service if unable to maintain oxygen sat >91% using supplemental oxygen	酸素マスクで経皮的酸素飽和度が 91%以下なら担当医をコール
chest tube to suction continues at 20 cm of water	胸腔ドレーンは− 20cm 水柱で陰圧吸引
sequential compression device bilateral	両下肢のフットポンプ（間欠的圧迫）
incentive spirometry 10 times Q1HWA（WA：while awake の略語）	起きている間は 1 時間に 10 回卓上スパイロメーターを使用
chest tube site care daily	毎日ドレーン刺入部のガーゼ交換
famotidine 20mg IV once 20:00	ファモチジン 20mg を 20 時に静脈注射
heparin 5,000u SQ TID	ヘパリン 5,000 単位を 1 日 3 回皮下注射

電子カルテで記載する診療録の種類を、**表2**にまとめておきます。

表2 電子カルテの診療録の種類

progress note	経過記録
clinic note	外来診療録
consult note	コンサルト（対診）記録
admission note（summary）	入院記録（サマリー）
discharge summary	退院サマリー

Column 病棟スタッフとの日常会話表現

　あまり教科書には記載されていませんが、日常会話でよく使われる表現が存在します。すべてを網羅することはできませんが、病棟や手術室で筆者が耳にした日常会話表現を紹介します。

● sorry to bug you = sorry to bother you：「お手数をおかけしてすみませんが」「お忙しいところすみませんが」という言い回しで、bug の方が口語的です。看護師からのコールで使われたり、自分が上のスタッフに電話する時にも、まず一言目に使ったりします。sorry の後に「about +動名詞」ではなく「to +不定詞」を使っていることに注意してください。

● There you go.：「そうです！」「できたね！」という positive な意味で使われます。手術中に上の先生から言われることがあるでしょう。

● Roger!：「了解」という意味で使います。元々は無線用語だったようです。

● Okey dokey：OK, OK から訛ったといわれていますが、日本人はあまりなじみがないかもしれません。

● I am teasing you.：「ちょっとからかっているだけだよ」という意味です。日本語のいわゆる「イジる」という感覚に近いでしょう。

● What is your gut feeling?：「直観としては、どう思いますか?」という意味で、直訳すると「腸で感じる」ということですよね。

● My take is that：「私の認識では〜」という意味の表現です。take が名詞として使われています。同様の表現に My understanding is 〜「私の理解では〜」という表現もあります。

● doable：can be done の口語的表現です。聞き取れるようにしましょう。

実践編
場面2
病棟での英会話

場面設定3　病棟薬剤師に電話で薬の用量の相談をする

　北米ではそれぞれの病棟に専属の薬剤師が配置されていることが多く、処方や薬物治療に関するさまざまな相談（用量調整や注意すべき副作用な

ど）に乗ってくれます。レジデントやフェローの強い味方といえるでしょう。

1. 場面 3-1 音声 17

Resident: May I speak to Dan? This is Dorin **in thoracic service**[1].
Pharmacist: It's me. What can I help you with?
Resident: I wonder if you can help me switching IV medications to oral medications for one of our patients. He is better now and **tolerates**[2] oral intake.

①重要表現の解説
1. 研修医としての現在のローテーション先（所属）を伝えると、話がスムーズに伝わりやすいです。特に薬剤師も病棟ごとに配置されているので、自分の担当病棟であるかどうかが認識できます。
2. 日本語に直訳しにくい単語ですが、「何とか続けてくれている」というニュアンスであることを知っておきましょう。

②日本語訳例
研修医： ダンさんとお話できますでしょうか？ 胸部外科のドリンと申します。
薬剤師： はい、私です。いかがされましたか？
研修医： ある患者で、点滴の薬を経口の薬に切り替えたいのですが、教えていただけますでしょうか。患者の病状は良くなっていて、経口摂取ができるようになっています。

2. 場面 3-2 音声 18

Pharmacist: Happy to help. Let me check the list of medication for him in the computer now……. Let's start with Lopressor IV.

Resident: He has been on[1] Lopressor 5mg IV every 6 hours[2]. If we switch to oral, how much and how often the meds would be[3].

Pharmacist: May I ask you about his creatinine clearance?

Resident: It's 95, so it is normal.

①重要表現の解説
1. taking と表現してもよいですが、前置詞を使うなら on です。
2. Q six hours と言ってもよいです。
3. 便利な定型的表現ですし、患者への説明にも応用できるため、丸ごと覚えて使いましょう。

②日本語訳例
薬剤師：喜んでお手伝いします。今コンピューターで彼の薬剤リストをチェックしますね。まずはロプレッサーの注射から始めましょう。

研修医：現在はロプレッサー5mgを6時間ごとに静脈注射しています。経口に切り替えると、用量と用法はどうなりますか。

薬剤師：クレアチニンクリアランスはいかがでしょうか？

研修医：95で正常です。

3. 場面 3-3 音声 19

Pharmacist: Sounds good. So the oral dose will be Lopressor 25mg po every 12 hours.

Resident: The other thing is[1] I want to switch Bumex to Lasix. How much is 1mg of Bumex IV equivalent to[2] oral Lasix?

Pharmacist: It's gonna be 20mg of Lasix.

Resident: Great. I am gonna change the order. Thanks a lot for your help![3]

①重要表現の解説

1. ドクター同士の会話でも出てきましたが、追加の質問をする時に頻用します。

2. 変更する薬剤の用量を尋ねるための便利な表現です。

3. 最後の「締め」の言い方は自分で決めておくと便利です。

②日本語訳例

薬剤師：いいですね。経口のロプレッサーは 25 mg で 12 時間ごとに内服します。

研修医：それと、ブメックスをラシックスに変更したいと思っています。1mg のブメックスの注射を、ラシックス内服に変更するとしたら、用量はどれくらいですか？

薬剤師：ラシックスは 20mg になります。

研修医：素晴らしいです。オーダーを変更します。本当に助かりました！

Column
把握しておきたい病棟でのびろうな話

　病棟においては、びろうな話で使われる口語表現も出てきます。例えば「おしっこをする」を "pee"、「うんちをする」を "poop" という動詞で表現します。また、yukky は「気持ち悪い」や「（食事などが）まずい」、mucky は「汚い」、depends は「大人用のおむつ」という意味で使います。こういった表現は、なかなか学校で習いにくい表現ですが、入院診療をする際には知っておきたい表現です。

　その他の病棟での便利な表現を **表3** にまとめておきます。

表3 病棟での便利な表現

a little bump	ちょっとガタっときますよ（ベッド移送している時、患者に声掛けします）
It stings a little bit.	ちょっとチクッとします。
around the clock	起きている間は
nose hose	経鼻胃管を意味する口語表現
swing bed	リハビリ病院
Dr. Nichols is in charge of your care.	ニコールズ先生があなたの担当医です。
Stay as fit as possible.	できるだけ体調を整えていてね。
I can't guarantee but I think so.	保証はできないが、そう思います。
blood thinner	血をサラサラにする薬（抗血小板薬）
blood pressure medicine	血圧を下げる薬（降圧薬）
The drain collected air and fluid around the lung.	そのドレーンは、肺の周囲の空気や液体を集めています。
Minimally invasive surgery does not mean painless surgery.	傷が小さい手術だからといって、痛みがないわけではありません。
charge nurse	リーダー看護師
head nurse	看護師長
distal bed	（大部屋の中で）奥のベッド
call room	当直室

実践編 場面2 病棟での英会話

Summary

「病棟での英会話」のまとめ

1　病棟の患者との会話は「起承転結」のような流れがある。各ステップでよく使用する表現があり、その表現を組み合わせて会話に利用しよう

2　病棟の医療スタッフ（看護師や薬剤師）とのやり取りが多い。電話での会話で意図が伝わりにくければ、自分自身で足を運んで対面で話をしよう

練習問題 「　」の意味になるように、カッコ内に適切な単語を記入しましょう（最初のアルファベットを示しています）。

1. May I (c_ _ _ _) the light please?「電気をつけてもよいですか？」

2. How were you doing (p_ _ _ _ _ _ _)?「痛みの点ではどうですか？」

3. Is food（water）going (d_ _) OK?
　「食べ物（や水）は問題なく流れてきますか？」

4. Did you cough (u_) your stuff?「痰は出せましたか？」

5. Do you still have a (h_ _ _ _ _ _ _) when you swallow?
　「飲み込む時、まだ胸やけがありますか？」

6. (L_ _) me have（take）a look at your (i_ _ _ _ _ _).
　「（手術の）傷を見せてくださいね」

7. (L_ _) me listen to your lungs（tummy）.「胸（お腹）の音を聞きますよ」

8. The pain catheter will (c_ _ _) out today.「硬膜外麻酔は今日抜けますよ」

9. We (g_ _) you up and let you eat today.
　「今日から離床していきますし、食事もしていただきます」

10. Today's (p_ _ _ _ _) is to (g_ _) you moving.
　「今日するべきことは、あなたを動かしていくことです」

11. Chest tube is putting (t_ _) much to pull out.
　「胸腔ドレーンからはまだかなり排液が多いので、抜くことはできません」

12. It usually (r_ _ _ _ _ _ _) on its own.「それはたいてい、自然軽快します」

13. Let's (g_ _) an X-ray after a couple of hours.
　「数時間後にX線写真を撮りましょう」

14. We (w_ _ _) on better pain management.
　「私たちは、疼痛が軽減するように対処します」

15. Let's sit (t_ _ _ _).「もう少し、じっくり待ってみましょう」

16. (T_ _ _) care.「お大事に」

17. (K_ _ _) up your good work.「この調子を維持くださいね」

92

18. I check（o_）you later.「あとで様子を見に来ますね」

19. We will see how the things（g_）.「様子を見ましょう」

20. Let me talk with Dr. Nichols（our colleagues / medicine doctors）and I will（g_ _）back to you later.「ニコールズ先生に相談させてくださいね。その後お返事します」

練習問題の解答

1. May I click the light please?

2. How were you doing painwise?

3. Is food（water）going down OK?

4. Did you cough up your stuff?

5. Do you still have a heartburn when you swallow?

6. Let me have（take）a look at your incision.

7. Let me listen to your lungs（tummy）.

8. The pain catheter will come out today.

9. We get you up and let you eat today.

10. Today's project is to get you moving.

11. Chest tube is putting too much to pull out.

12. It usually resolves on its own.

13. Let's get an X-ray after a couple of hours.

14. We work on better pain management.

15. Let's sit tight.

16. Take care.

17. Keep up your good work.

18. I check on you later.

19. We will see how the things go.

20. Let me talk with Dr. Nichols（our colleagues / medicine doctors）and I will get back to you later.

実践編　場面2　病棟での英会話

93

実践編 | **場面別攻略法**

場面3　手術室での英会話

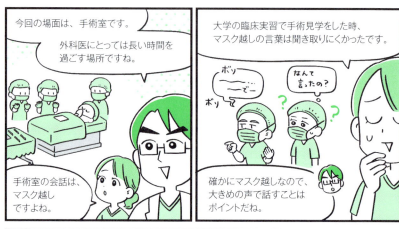

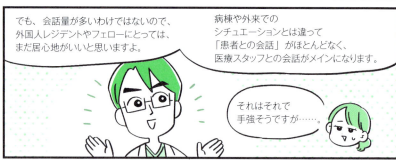

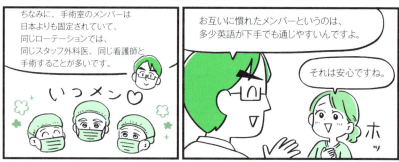

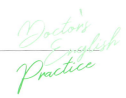
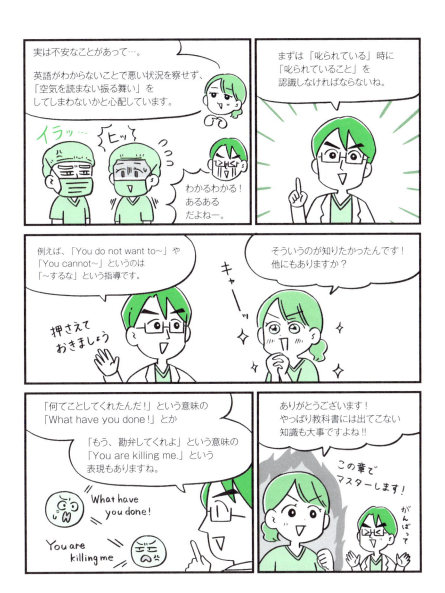

場面設定 1　手術室で執刀直前にタイムアウトをする

　日本同様、北米においても、手術や侵襲的処置（ドレーン留置など）を開始する前に、タイムアウト（time out）を行う必要があります。タイムアウトにおいては、以下の項目を手術室内の全員で確認します。タイムアウトは、手術室における患者安全に重点が置かれており、手技の詳細やプランの確認までは含まれていません。
- 正しい患者（名前と ID で確認）
- 手術部位〔マーキング（site marking）で確認〕
- 正しい体位（positioning）
- 手術に必要な物品（instrument）が揃っていること
- 予防的抗菌薬（prophylactic antibiotic）が投与されていること

1. 場面例 音声 20

　Can we do a time out?[1] This is Mr. Smith. The clinic number is 719246. We are proceeding with[2] a laparoscopic hiatal hernia repair. The patient is placed in a lithotomy position. Is the antibiotic in?[3] Are endoscopic instruments and the scope available?[4]

①重要表現の解説
1. タイムアウトをしてもよろしいでしょうか？ という決まり文句ですので、そのまま使いましょう。time out の代わりに、pause と表現する施設もあります。
2. もっとシンプルな表現を使って、"We are going to do" でもよいです。
3. 通常、麻酔科医のほうを向いて確認します。

4. 通常、手洗い看護師に対して確認します。

②日本語訳例

　タイムアウトしてもよろしいでしょうか？ 患者はスミスさんです。IDは719246です。私たちは腹腔鏡による食道裂孔ヘルニア修復手術を行います。患者は砕石位になっていますね。抗菌薬は投与されましたか？ 内視鏡器具やカメラは使えますか？

内視鏡だけなのに全身麻酔？

　北米では、内視鏡を全身麻酔下に行うことが多いことに、筆者は当初驚きました。具体的には、上部消化管内視鏡・気管支鏡の観察だけでも全身麻酔と気管挿管で行っていましたが、確かにメリットはあります。検査中も、気持ちの余裕を持ちつつ手技を教えられるほかに、患者の快適さもあるでしょう。デメリットは、コストがかかることと麻酔科医が必要ということです。

場面設定2　患者入室前にブリーフィングをする

　手術当日の患者入室前に、指導医または研修医が手術室でブリーフィング（briefing）を行う施設もあります。手術症例によっては通常とは異なる手技が含まれていたり、併存疾患の関係上通常よりも手術リスクが高かったりするために、あらかじめ情報を共有するべき場合もあります。ブリーフィングは北米の全施設で行われているわけではないと思いますが、手術当日の患者入室前に、指導医またはレジデント・フェローが手術室で行います。

ブリーフィングの内容として、手術室スタッフに対して以下の情報を伝えるのが通常です。
- どのような患者にどのような手術を行うか（タイムアウトではないため、患者の名前やIDを伝える必要はありません）
- 必要な物品は何か
- 通常症例と異なる点や注意点

手術終了後はデブリーフィング（de-briefing）を行うこともあります。De-briefingはいわゆる「振り返り」であり術中の問題点への対応などを議論することのようなのですが、北米では通常、指導医は閉創前に手術室を出てしまうことが多く、筆者は一度も聞いたことはありません。

1. 場面例 音声21

Is this good time for a briefing on the next case?[1] So, our next patient is a 72 years old gentleman, who has stage I non-small cell lung cancer. We are going to do[2] a thoracoscopic right upper lobectomy. No special equipment will be required, but please have our regular instruments available. Any questions?[3]

①重要表現の解説
1. 今ブリーフィングをしてもよろしいでしょうか？　という決まり文句ですので、そのまま使いましょう。
2. 手術手技については、定型的な手技の場合はシンプルに述べるだけでよいです。
3. 患者への説明と同様、質問の有無を確認することは大切です。

②日本語訳例
　次の症例についてのブリーフィングを、今行ってもよろしいでしょうか？　次の患者は72歳の男性で、ステージ1の非小細胞肺癌です。胸腔鏡

下で右上葉切除を行います。特別な手術器具は必要ありませんが、通常の器具を用意してください。質問はありますか？

Column 手術室で働いている職種

　北米の手術室で一緒に働くメンバーを知っておきましょう。主に全身麻酔に関わるメンバーとして、麻酔科指導医（＝専門医）、麻酔看護師（certified registered nurse anesthetist；CRNA）（または麻酔科研修医）がいます。CRNAは大学院に行く必要があり、麻酔科専門医の指示下で、実質的には気管挿管を含めた全身麻酔を行います。

　主に手術に関わるメンバーとして、外回りの看護師、器械出しの看護師（またはsurgical technicianという器械出し専門職）、スタッフ外科医、外科レジデント（またはフェロー）、surgical assistantといったところでしょうか。Surgical technicianは、手術でいわゆる「直接介助」をしてくれる器械出しの専門職で、看護師ではないのです（病院によっては看護師が直接介助するところもあります）。Surgical assistantも看護師ではなく、手術の助手を務める専門職です。具体的には、体位取りに始まり、手術中の助手、内視鏡操作、機器のトラブルシューティング、そして閉創も行ってくれます（その間にレジデントやフェローはほかの仕事ができます）。

　日本にない職種は、麻酔看護師（nurse anesthetist）、surgical technician、surgical assistantかと思いますが、一緒に働くと能力の高さを実感すると思いますよ。

実践編

場面3

手術室での英会話

手術室で頻用する表現を整理しておきましょう **表1、2**。

表1 執刀前後で使用するフレーズ

腕を布などで巻き込んで固定する	tuck the arm(s)
手術台についている手台	arm board
腋窩枕	axillary roll
顎から臍まで剃毛する	clip from chin to belly button
消毒	skin prep
敷布鉗子	towel clip
タイムアウトさせてください。	Let me do a time out (a pause).
抗菌薬は入りましたか?	Is the antibiotic in?
(手術開始時の)「お願いします」。	Incision.
電気メス(の出力)を50に上げて	get the Bovie up to 50
彼らを(術野に)入れる	let them in
(ガウンの腰の紐を結ぶために)「回る」	spin around

表2 術中のメインパートの時間帯で使用するフレーズ

片肺にしてください（肺を萎ませてください）。 肺を膨らませてください。	Get the lung down. Get（or Bring）the lung up.
カメラを（体内に）入れて（対象に）近づけてください。	Put a scope in and get closer.
手術台を私と反対側に回してください。	Rotate the table away from me.
もうしばらく、この辺りをウロウロしておきましょうか?	Do you want me to stick around for the time being?
そのステープラーをいつでも出せるようにしてね、でもパッケージを開けないでね。	Have the stapler available, but do not open.
強い癒着	dense adhesion
生検鉗子	biopsy forceps
開胸器（開創器）	rib spreader（retractor）
これを迅速に出してください。	Send this off to frozen section.
このリンパ節はホルマリンでお願いします。	This lymph node is for permanent.
内視鏡で遊んでいてもいいよ。	You can play around with the scope.
3-0 プロリン片端	three zero Prolene, single-arm
持針器だけください。	Give me an empty needle driver.
それは切除する（体内に残る）側です。	That is the go（⇔ stay）side.
この結節は硬く触れますね。	This nodule feels hard.
その静脈を剥離する	mobilize（or dissect）the vein
再滅菌したのではなくて、新しいものをください。	Give me not a refurnished one but a brand new one.
ステープラーの替え刃	reload
プッツンバイクリル（針が容易に外れる縫合糸の一つ）	pop-off Vicryl
Z 縫合	figure-of-8
他科との合同手術症例	a combined case
生理食塩液で洗浄する	irrigate with normal saline
28 フレンチの曲がりの胸腔ドレーン	a 28Fr, right-angle chest tube

実践編

場面3

手術室での英会話

Summary 「手術室での英会話」のまとめ

1	手術室での会話はマスク越しで聞き取りにくいため、大きな声を心掛けよう
2	病棟よりも固定されたメンバーと内容なので、まずは定型的な表現を覚えよう
3	説明的な言い回しよりもシンプルな単文・単語の例を多く覚えよう

練習問題 「　」の意味になるように、カッコ内に適切な単語を記入しましょう（最初のアルファベットを示しています）。

1. The patient is placed in a (l _ _ _ _ _ _ _) position. 「患者の体位は砕石位です」

2. Send this lymph node off to (f _ _ _ _) section.
「このリンパ節を迅速に出してください」

3. May I have three zero Prolene, (single-a_ _)？ 「3-0 プロリン片端をください」

4. (L _) me do a time out. 「タイムアウトをさせてください」

5. Give me an (e _ _ _) needle driver. 「持針器だけください」

6. That is the (g_) side. 「それは切除する側です」

7. (i _ _ _ _ _ _) with normal saline 「生理食塩液で洗浄する」

8. (p _ _) a scope in 「内視鏡カメラを（体内に）入れる」

9. (c _ _ _) from chin to belly button 「顎から臍まで剃毛する」

10. (g _ _) the Bovie up to 50 「電気メスの出力を 50 に上げて」

練習問題の解答

1. The patient is placed in a lithotomy position.

2. Send this lymph node off to frozen section.

3. May I have three zero Prolene, single-arm?

4. Let me do a time out.

5. Give me an empty needle driver.

6. That is the go side.

7. irrigate with normal saline

8. put a scope in

9. clip from chin to belly button

10. get the Bovie up to 50

実践編

場面3

手術室での英会話

103

実践編 場面別攻略法

場面4 外来診察・外来処置での英会話

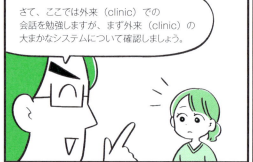
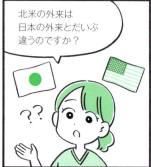
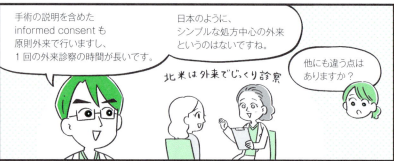
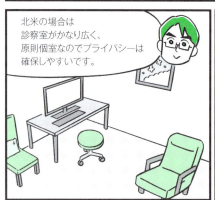
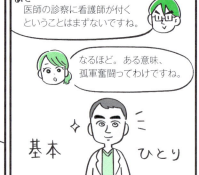

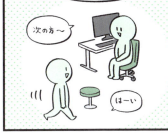
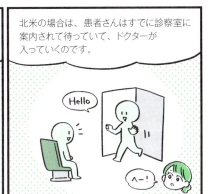
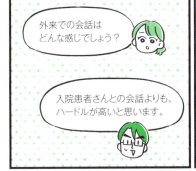
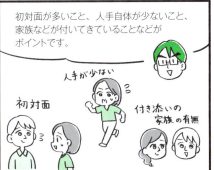
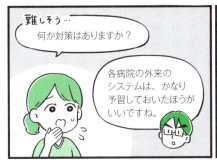
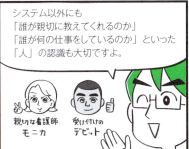

場面設定 1　検査結果と治療の説明をする

　北米の多くの病院では、外来診察室が比較的多くあり患者が先に入室しています。ドクターは、ノックして部屋に入って、問診や診察、コンサルテーションを行います。日本のドクターが臨床留学される病院においては、初期診断を行うというよりも紹介患者の診察を行うという状況のほうが多いため、検査結果の説明とそれに基づいた治療に関する説明にフォーカスして解説したいと思います。

1. 場面 1-1 音声 22

Dr. Shen: Hello there! I am Dr. Shen. Nice meeting you.

Patient: Hello doctor, I am Tom Davidson from Wisconsin.

Dr. Shen: Oh ok, Wisconsin is just next door! **Let me sign in with the computer and warm it up**[1].

I spoke with Dr. Midthun just now. **Sounds**[2] like you have a growing spot in your lung. Let me show you **the cat scan**[3] we got.

Patient: OK.

Dr. Shen: These are the cross-sectional images of your lung. We see a small spot up here, which is worrisome for lung cancer. Lymph nodes look OK. I do not think tumor cells spread to lymph nodes nearby. If we see those spreading to lymph nodes, surgery would be off the table.

①重要表現の解説

1. 電子カルテを立ち上げる際に少し時間を要するので、会話をつなぐ文言として持っておいてください。
2. Sounds の主語は It で、省略されています。Seems like ～という表現

と類似しており、意味も類似しています。

3. CT（computed tomography）の口語表現として使用されます。

②日本語訳例

シェン医師： こんにちは！ 私はシェン医師です。はじめまして。

患者： こんにちは、先生。ウィスコンシン州から来ましたトム・デイビッドソンです。

シェン医師： ああ、ウィスコンシンはすぐ隣ですよね！ コンピューターにログインさせてくださいね。

ちょうど今、ミズスン先生とお話したところです。肺の中に「できもの」があって、それが大きくなりつつあるようです。こちらがCTの画像ですね。

患者： はい。

シェン医師： これはあなたの肺の断層画像です。ちょうどここに小さな「できもの」があり、これは肺癌の可能性があります。リンパ節は正常に見えます。近くのリンパ節に腫瘍細胞の転移はみられないと思います。もし腫瘍細胞がリンパ節に広がっていた場合、手術は選択肢から外れます。

2. 場面 1-2　音声 23

Patient: Doc, I recently have had more often a headache. Is this related to the spot in the lung?

Dr. Shen: That wouldn't be from this[1].

Patient: OK. I understood. Then how soon this needs to be taken out?

Dr. Shen: Well there is no textbook answer[2], but to me it looks like[3] early stage and I would proceed to have it taken out as quickly as possible. It's up to you though. You may decide on the option down the road.

①重要表現の解説

1. would は「婉曲」の意味で使っています。"A is not from B." というシンプルな一文で「A と B は関係がないだろう」を表現できます。
2. 日本語の「完璧な答えはないのですが」という表現に相当します。患者に対する説明の文言として便利な表現です。
3. 「〜のようです」に相当する口語的な表現です。"seems like" に近い意味です。

②日本語訳例

患者：先生、最近頭痛がよく起こります。これは肺の「できもの」と関連がありますか？

シェン医師：関係ないでしょうね。

患者：わかりました。では、急いでこの「できもの」を取ってしまうのがいいでしょうか？

シェン医師：まあ、教科書的な答えはありませんが、私の見解では早期のもののように見えますので、できるだけ早く取り除くべきだと思います。ただし、決めるのはあなたです。もう少し待ってから決めてもいいですよ。

3. 場面 1-3 音声 24

Patient: OK. What is your plan, doc?

Dr. Shen: My plan is to take you to the operating room, put you to sleep, make three small incisions, put a scope in, and take the whole lung lobe out.

Regarding potential complications, with any procedure, there is some risk of bleeding, infection, and injury. I will take every measurement to minimize the risks[1]. In your situation, I would say that the benefits of operation outweigh the risks. Does that sound reasonable?[2]

Patient: Yes, I think so.

Dr. Shen: All right. Any other questions[3]?

Patient: No. it's all yours, doc.

Dr. Shen: Very good. I will have my assistant do paper work for you today before you leave. We see you tomorrow in the operating room.

①重要表現の解説

1. 各論的な細かい話よりも、総論的な言い方をするほうが北米では多い印象です。

2. 医師がよく使用する表現で、sound は第2文型で使用されています。「納得されますか」という意味合いです。

3. すべての医療面接において、質問を促すことが求められますし「質問がないかと確認した」ということはカルテに記載する必要があります。

②日本語訳例

患者：わかりました。先生はどうされたいのですか？

シェン医師：私は手術がよいと思います。全身麻酔をして、3カ所の小さな切開を置いて、内視鏡を入れて、肺葉全体を切除します。どんな手技でも起こり得る（手術の）合併症としては、出血、感染、および損傷のリスクがあります。リスクを最小限に抑えるためにすべての手段を講じます。あなたの状況では、手術のメリットがリスクを上回ると思います。おわかりになりますでしょうか？

患者：はい、そう思います。

シェン医師：では、他に質問はありますか？

患者：いいえ。先生にお任せします。

シェン医師：オッケーです。今日あなたが病院を出る前に、私のアシスタントに頼んで書類手続きを行わせます。明日手術室でお会いしましょう。

実践編 場面4 外来診察・外来処置での英会話

場面設定 2

侵襲的処置の説明を行い、処置中・処置後のフォローをする

　外来であれ入院中であれ、侵襲を伴う処置の際の会話も身につけてほしいと思います。処置の説明についても、定型的表現があるため決して難しくはありません。英語表現以外のポイントとしては、とにかく時間をかけて、ゆっくり説明することが大切だと考えています。また、（北米の研修医はあまりしませんが）図を書いて説明することも患者の理解が深まるため、お勧めです。

1. 場面 2-1

 音声 25　　　 音声 26

Resident:（after knocking）Hello! Ms. Swanson. I am Dr. Dan Miller. **I came to see you because**[1] Dr. Wolf asked me to take the fluid off in your chest.

Patient: Yes, I have heard of it from Dr. Wolf. Could you tell me what the procedure is like?

Resident: Sure. Let me show you an X-ray we got today. This is your right lung and the left side is **whited-out**[2]. It is because of a lot of **fluid**[3] in your left chest.

Patient: Oh yes. What do you think the reason is for the fluid?

Resident: We are not sure yet and working on why you have fluid accumulation. **What I am gonna do now is to**[4] give you a numbing medicine, stick the needle in your left chest and take the fluid off. We will send some of fluid off to pathology to check any cancer cells in the fluid.

Patient: How long does it take?

Resident: The actual procedure time[5] is about 10 minutes. The risks are bleeding, infection, and lung injury because the needle potentially can injure the lung. You may need an additional procedure in that situation[6].

①重要表現の解説

1. 他科から依頼されて診察する際の定型的表現で、ほとんどこの表現を使います。
2. 「X 線写真で真っ白」に相当します。この out という副詞的表現が「真」を意味していることを認識してください。
3. 「水（がたまっている）」の英語訳を、最初はよく間違えます。water でも liquid でもなく fluid なのです。
4. これは一見回りくどい言い方なのですが、実際に使っていると、言い回しとしてリズムを取りやすく感じるはずです。
5. 「実際に手技を行っている時間は」の意味です。
6. 「緊急手術が必要かもしれませんよ」というのは大げさですし、包括的な言い方としてこのような表現でよいと思います。

②日本語訳例

研修医:（ノックしてから）こんにちは！ スワンソンさん。私はダン・ミラー医師です。ウルフ先生から、胸にたまった水を抜くように頼まれたので、参りました。

患者: はい、ウルフ先生から聞いています。処置のことを教えていただけますか？

研修医: もちろんです。今日撮影した X 線写真を見ていただきますね。これがあなたの右の肺です。左側が白くなっています。白くなっているのは、左の胸に多くの水がたまっているためです。

患者: わかりました。水の原因は何だと思いますか？

研修医: まだはっきりしておらず、原因を検査中です。今からすることは、麻酔の薬を注射してから、左の胸に針を刺して水を抜くことです。その一

部を病理検査に送って、中にがん細胞がないか確認します。

患者：処置にはどれくらい時間がかかりますか？

研修医：実際処置している時間は約 10 分です。処置のリスクとしては、出血、感染、そして針が肺を傷つける可能性があります。その場合は追加の処置が必要になるかもしれません。

2. 場面 2-2　　音声 27

Patient: This is not the first time for you to do this[1], right?

Resident: Of course not. But I would like you to be aware of the risks. Now I have you sit here.

Patient: OK. Should I take the shirt off?

Resident: Yes, that would be better……I am cleaning your skin[2] now. Then I cover your skin with a clean sheet.

This is a numbing medicine. (I will poke you here.) It may cause a burning sensation[3].

①重要表現の解説

1. このように challenging な質問を投げかけられることもありえますが、動揺せず軽く返せるように意識しておいてください。
2. 「消毒します」の平易な言い方です。実際の患者の皮膚に触れる時は、処置の説明をするほうが安心されます。
3. 局所麻酔を行う時、このように説明することが多いです。カッコ内の言い回しを使いながら、処置を進めるとスムーズな流れになるでしょう。

②日本語訳例

患者：先生、今回が初めてではないですよね？

研修医：もちろん違います。しかし、リスクを認識していただきたいと思

112

っています。さて、ここに座ってください。

患者：わかりました。シャツを脱ぐほうがいいですか？

研修医：はい、そうですね……今、あなたの皮膚を消毒しています。それからきれいな布で皮膚を覆います。

これは麻酔の薬です。（ここがチクッとします。）少しほてる感覚があるかもしれません。

3. 場面 2-3　音声 27

Resident: Next, I will stick a little bigger needle in your chest. Tell me if it hurts[1].

Patient: Sure.

Resident: Good. We are taking the fluid off nicely……We are almost done[2]…… (after removing the needle)　……Let me cover your skin with Vaseline gauze. I think you are all set for today. We have you go to the front desk and make a next appointment with us to discuss a plan in a week[3].

Patient: Thank you very much. I am glad the procedure went well. See you next week!

①重要表現の解説

1. 「痛かったら言ってくださいね」という定型的表現です。

2. 「もうちょっとで終わりますよ」の平易な言い方です。手技の途中でも、説明を途切れさせないほうが患者は安心してくれます。

3. 外来処置や外来診察が終わって、「締め」の文言となるため、同様の型の表現が自然と口をつくまで練習しておきましょう。

②日本語訳例

研修医：次に、もう少し太い針を胸に刺します。痛みを感じたら教えてく

実践編　場面4　外来診察・外来処置での英会話

113

ださい。

患者：わかりました。

研修医：よし、うまく水が抜けていますよ……もうすぐ終わります……（針を抜いた後）……皮膚をワセリンガーゼで覆わせてくださいね。今日のところはすべて終了です。受付で1週間後の予約を取ってください。その時に今後のことを相談しましょう。

患者：ありがとうございます。処置がうまくいってよかったです。また来週よろしくお願いします。

Column
北米での外来待ち時間・診療時間

　3時間待ち3分診療といわれる日本の外来診療ですが、北米ではどうでしょう？ 北米の外来は、日本と比べて「待ち時間は長い・診療時間も長い・病院滞在時間はもっと長い」といえるでしょう。日本の病院における事務手続きの速さを考えると、待ち時間と病院滞在時間に関する日米の差は不思議ではありません。それでは、北米の診療時間が長いのはなぜでしょうか？ 各医師の診察人数が少ないという理由と、診察の予約や検査の予約は医師がするのではなく、事務員が行うからです。患者の支払う費用が日本よりかなり高いため、各医師が多くの患者を診察しなくても病院経営が成り立っています。

　患者への説明を行う上で、便利な表現をいくつか挙げます **表1**。

表1 患者への説明の際の表現

（処置中の）鎮静薬でウトウトはしますが、意識を失うことはありません。	Medication makes you sleepy and comfortable, but not out.
（聞きにくい問診の際に）これは、全員にしている問診です。	This is a standard (routine) question.
音声案内	voice prompt
理論的には	in theory (=logistically)
これが全体像なのです。	This is the big picture.
これが現実なのです。	It is what it is.
これは肺の断面像です。	These are the cross-sectional images of your lung.
妻は非常に心配している様子だ。	Seems like my wife is worried very much.
経過中で治療手段を決めてもよいのですよ。	You may decide on the option down the road.
状況は良い方向に向かっていますよ。	Things are going in the right direction.
まず X 線写真を撮って、それから検討していきましょう。	Let's get an X-ray first, and we go from there (take it from there).
抗菌薬は入りましたか?	Is the antibiotic in?

Summary

「外来診察・外来処置での英会話」のまとめ

1　外来での患者との会話は応用問題。会話以外のストレスを減らすために、外来のシステムを把握し、外来のメンバーと顔なじみになろう

2　外来においては、検査の説明や informed consent をする機会が多い。自分の型を作って説明し、必ず患者からの質問がないかを確認しよう

実践編　場面4　外来診察・外来処置での英会話

練習問題 「　」の意味になるように、カッコ内に適切な単語を記入しましょう（最初のアルファベットを示しています）。

1. Does that sound（r _ _ _ _ _ _ _ _）?「その説明で納得していただけますか」

2. This is the big（p _ _ _ _ _ _）.「これが全体像なのです」

3. You may decide on the option（d _ _）the road.
    「経過中で治療手段を決めてもよいのですよ」

4. This is a（s _ _ _ _ _ _ _）question.「これは、全員にしている問診です」

5. a lot of（f _ _ _ _）in your left chest「左の胸に大量の水（がたまっている）」

6. The（a _ _ _ _ _）procedure time is about 10 minutes.
    「実質的な手技にかかる時間は 10 分ほどです」

7. These are the（c _ _ _ _ - s _ _ _ _ _ _ _）images of your lung.
    「これは肺の断面像です」

8. This is a（n _ _ _ _ _ _）medicine.「これは麻酔の薬です」

9. How（s _ _ _）this nodule needs to be taken out?
    「この腫瘤の手術はどれくらい急いだほうがいいのですか」

10. It's（u _）to you.「それはあなた次第です」

練習問題の解答

1. Does that sound reasonable?

2. This is the big picture.

3. You may decide on the option down the road.

4. This is a standard question.

5. a lot of fluid in your left chest

6. The actual procedure time is about 10 minutes.

7. These are the cross-sectional images of your lung.

8. This is a numbing medicine.

9. How soon this nodule needs to be taken out?

10. It's up to you.

Memo

実践編 | **場面別攻略法**

場面5 抄読会は最重要のインプット

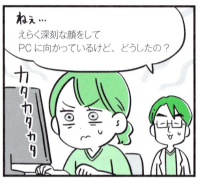
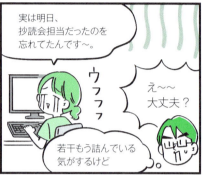
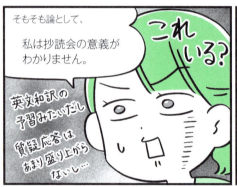
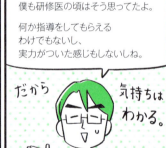
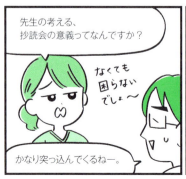
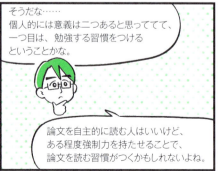

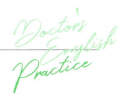
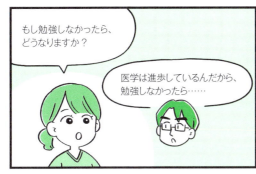
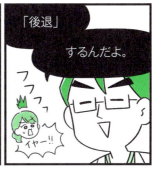
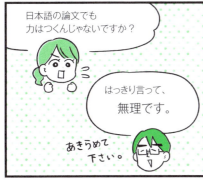
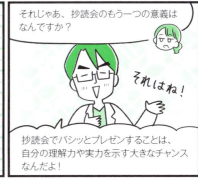
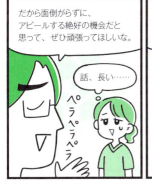
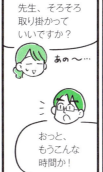
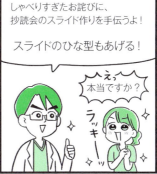

> **ポイント 1** 「指導医に評価される」抄読会（journal club）にするためには、「新しく」「有名雑誌に掲載された」「原著」論文を選ぼう！

　抄読会の目的には、「自分自身の知識と英語力を向上させる」こと以外にも「参加メンバーの知識を向上させる」ことがあります。よって、自分以外の参加者（特に指導医年代の医師）に「参加してよかった！」と思わせることが大切です。そのためには、適切な英文論文を選択することが第一歩です。抄読会におけるプレゼンテーションは、ローテーションする研修医の評価に影響を与えるので「適切な論文を取り上げているか」というポイントを忘れないようにしましょう！

1.　新しい論文とは

　「原則 1 年以内」の論文です。古い論文はすでに抄読会やそれぞれの医師に読まれている可能性が高く、優先順位は低くなります。

2.　適切な雑誌とは

　一番良いのは、指導医か専攻医に聞くことです。自分で論文を探すなら、世界のトップジャーナル〔The New England Journal of Medicine（NEJM）、Journal of the American Medical Association（JAMA）、The Lancet、British Medical Journal（BMJ）〕の中から、またはローテーションしている診療科に関連した医学雑誌の中で、impact factor が 5 以上（注：この数値はあくまで目安）の雑誌から探しましょう。

impact factor が高くてもハゲタカジャーナルを選んだら地雷！

　色々な意味で「怪しい」雑誌は、一般的には「ハゲタカ学術雑誌（predatory journals）」とも呼ばれていますが、定義は困難です。こうした雑誌は impact factor が高くても、品質や学術的価値を欠いており、信頼性の低い薄い論文を掲載することで知られています。また著者からは高額な掲載料を支払わせることで、利益を得ようとしています。ある特定の雑誌がハゲタカジャーナルかどうかは意見の割れることもありますが、インターネットで雑誌名を検索して、学術機関からハゲタカジャーナルであることを疑われているなら、抄読会では避けるべきでしょう。

3. 原著論文とは

　論文の種類をまず知りましょう。医学雑誌に掲載される論文の種類は**表1**のように分類されます。原則として、抄読会で取り上げるのは原著論文（＝自分自身のオリジナルデータを使用した研究）です。

表1 論文の種類

論文の種類	日本語訳	特徴	抄読会への適性
original article	原著	研究者自身のデータで研究した結果を記述	◎
short communication (brief report)	短報	短い文章で特定の研究結果や情報を伝える	△
review article	総説	過去の複数の研究や文献に基づいて、ある特定のトピックに関する情報をまとめている	△
case report (study)	症例報告	特定の症例や病歴、治療経過などを詳細に記述	×
editorial (commentary)	巻頭言	特定の論文に対する編集者の見解を提供	×
letter to the editor (correspondence)	編集者への手紙	特定の論文に対する読者による誌上討論	×

研修医や専攻医の抄読会において、
お勧めの研究論文は？

　基礎の研究室ではないので、臨床研究論文を扱うべきです。研究デザインとしては、観察研究と介入研究があります。最も抄読会で扱うのにお勧めの論文は「後ろ向きコホート研究」です。理由は、将来、自分が最も行う可能性が高い研究だからです。つまり「インプット」としての抄読会を、そのまま学会発表という「アウトプット」につなげることができるのです。

ポイント2　原著論文の各パートを理解して、内容を把握せよ

　原著論文をパートに分けると、**表2**のようになります。論文全体に目を通すのが理想的ですが、時間の関係上難しいこともあるでしょう。とりあえず抄録を読んで、論文の背景や目的が理解できたのなら、とりあえず<u>「方法（materials and methods）」と「結果（results）」を精読してスライドを作りましょう</u>。

表2　原著論文のパート

パート名	日本語訳	含まれる内容	目を通す必要性
abstract	抄録	論文全体の要旨（最重要の箇所）	◎
introduction	序言	研究の背景（過去の研究結果）と研究の目的	○
materials（または patients）and methods	方法	研究方法	◎
results	結果	研究結果（table（表）やfigure（図）あり）	◎
discussion	考察	研究結果に関するコメント	△
references	文献	引用された文献リスト	△

Column 抄読会スライドでChatGPTを使う時の注意点

　生成系AI（artificial intelligence）といわれるChatGPTが得意としているのは、既存の情報の要約や抽出です。抄読会や論文読解はChatGPTの活躍する最適の場面であるといえます。ChatGPTに英文抄録を打ち込み、「目的」「方法」「結果」「結論」を日本語で抽出してもらうことで、タイピングの時間を大幅に短縮できます。しかし専門用語（医学用語）自体の翻訳はまだまだ未熟なので、自分で修正することが必要です。

ポイント3　スライドはabstract（抄録）を骨格にして肉付けを行う

　10分以内にプレゼンできるように、スライドは10枚前後が望ましいと筆者は考えています。スライドの構成としては、抄録の内容を骨格とします。抄録は、「目的」「方法」「結果」「結論」のパートに分かれているので、それぞれ最低1枚のスライドが必要です 図1。結果に関しては図表を中心にします。

　実際に筆者が抄読会で使用したスライドのリンク（ PowerPoint 01 ）とひな型スライドのリンク（ PowerPoint 02 ）を示しておきます。

研究のスナップショット	論文テーマのキーワード解説
➢ 最近の原著論文では、主要な結果をまとめた図表が、Graphical abstractやCentral pictureとして添付されていますので、是非利用しましょう。	

タイトルページ

演路 政嗣
抄読会

研究の目的
➢ 抄録の中、あるいは論文本文の中の「序言」の中から目的を抜粋する。

研究方法
➢ 使用したデータベース・研究デザイン
➢ 研究対象となる基準・除外する基準
➢ 主要・副次評価項目と統計解析

研究結果のまとめ
➢ 解析対象となったサンプルサイズ
➢ 主要評価項目の要約
➢ 副次評価項目の要約

研究結果（患者背景）
➢ 患者背景は、「表」として要約されていますので貼り付けても良いです。
➢ 情報量が多いので、ポイントとなる項目を絞ってコメントしましょう。

研究結果（副次評価項目やサブグループ解析）
➢ 興味深い副次評価項目やサブグループ解析があれば、示しましょう。

結論
➢ 「結論」は明確に、独立したスライドで述べましょう。

制限事項と今後の展望
➢ 余裕があれば、制限事項（Limitation）を本文から抜粋
➢ 次の研究へのステップを考えて簡条書きにしましょう。

図1 スライドの構成例

余力があれば「discussion（考察）」の項目を読んでみよう

　本文中の「discussion（考察）」の内容は、本来抄読会で議論すべきことであり、必ずしも自分のプレゼンに含める必要はありません。もし余力（時間）があるのなら、discussionのパートに関しては、各段落の一行目を読んで流れをつかみましょう。各段落の第一文はトピックセンテンスと呼ばれており、その段落の概要を表現します。優れた論文のdiscussion（考察）においては「研究の目玉となる所見を述べる第一段落」→「同様の研究の流れ（過去→現在→未来）と自分の研究との比較」→「制限事項（limitations）」→「結論を述べる段落」になっていることが多いです。

「抄読会は最重要のインプット」のまとめ

1. 「指導医に評価される」抄読会にするためには「新しく有名雑誌に掲載された原著論文」を選ぼう！
2. 原著論文の各パートを理解して、内容を把握しよう
3. スライドは、abstract（抄録）を骨格にして肉付けを行おう

練習問題

1. Original article（原著論文）と review article（総説論文）の違いを説明してみよう。

2. Predatory journals（ハゲタカ学術雑誌）の問題点を説明してみよう。

3. 世界のトップジャーナルの例を挙げてみよう。

練習問題の解答

1. Original article（原著論文）は研究者自身のデータで研究した結果を記述した論文であり、review article（総説論文）は過去の複数の研究や文献に基づいて、ある特定のトピックに関する情報の違いをまとめている。なかでも重要な違いは、original article は新しいデータを扱っているが、review article は既存のデータを扱っているのが相違点である。

2. Predatory journals（ハゲタカ学術雑誌）の最大の問題点は、適切な査読が行われていないため、品質や学術的価値を欠いており、信頼性の低い薄い論文を掲載することである。その他、著者に高額な掲載料を支払わせることも問題点といえる。

3. 世界のトップジャーナルの例としては、The New England Journal of Medicine（NEJM）、Journal of the American Medical Association（JAMA）、The Lancet、British Medical Journal（BMJ）などがある。

Memo

実践編　場面別攻略法

場面6　国際学会発表と英語論文執筆は最重要のアウトプット

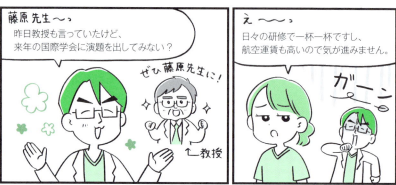
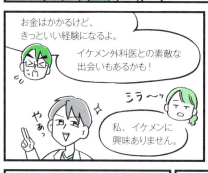
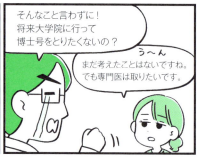
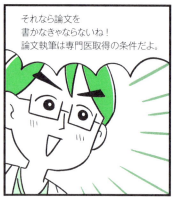
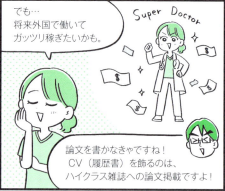

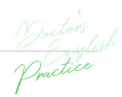
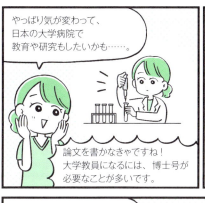
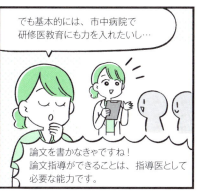
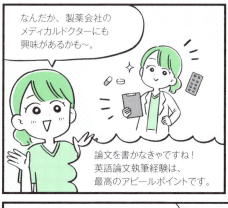
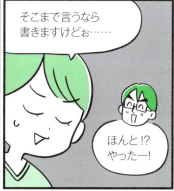
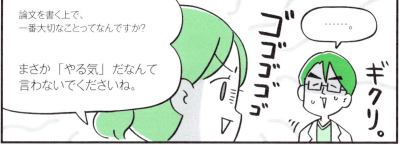

> **ポイント 1**
>
> ## 学会発表や論文執筆における一番大切なことは、長期的成長の観点では「本人のやる気」だが、短期的成長の観点では「適切な指導者」！

初期研修先をじっくり吟味したのと同様に、学会発表や論文執筆における指導者についても吟味するべきだと思います。学会発表や論文執筆が成功するためには、「英語力」「本人のやる気」「お金」「環境」「時間」「指導者」など重要なポイントがあり、その中でも一番大切なものは「本人のやる気」であるとよく言われます。しかし本当でしょうか？

確かに長期的成長の観点（≒将来の自身の実力を上げるという点）では、最も大切なものは「本人のやる気」かもしれません。一方で、短期的成長の観点（≒「目の前の」学会発表や論文執筆を完成させるという点）では、「本人（研修医）のやる気」よりもむしろ、指導者の力量の方が重要であると、筆者は信じています **表1** 。

表1 指導者の力量と研修医のやる気

		指導者の力量	
		十分	不十分
研修医のやる気	十分	短期的成長○、長期的成長○	短期的成長×、長期的成長△
	不十分	短期的成長○、長期的成長△	短期的成長×、長期的成長×

短期的成長なくして長期的成長はありえません。まずは短期的成長を目指して、適切な指導者を見つけることを目標にしていただきたいと思います。コピーして学べるような適切な指導者を持てば、研修医は正しい道を歩めます。そして適切な指導者を選べば、研修医のやる気は向上することが多いのです。

指導者の力量が十分かどうかは、初期研修医の先生には判断が難しいかもしれませんが、PubMed（https://pubmed.ncbi.nlm.nih.gov/）で当たり

を付けることはできます。「力量が十分な指導者」としての必要条件は「筆頭著者（first author）としての英文論文」「2番目の著者（second author）あるいは責任著者（corresponding author）としての英文論文」の両方が複数あることなので、PubMed で名前を検索すればすぐにわかります。

Column 学会抄録において筆者が ChatGPT をどのように活用しているか

ChatGPT などの AI で論文を書くことは禁じられていますが、既存の文章の編集や推敲は問題ありません。筆者が利用している ChatGPT の機能は、学会抄録の英文校正と語数調整です。医学論文における最も理想的な英文校正者は、「現役で」「北米の」「普段から論文を書いている」研究者・医師ですが、英文校正業者には該当者はいないでしょう。学会抄録の英文校正や語数調整であれば、コスパ・タイパを考えると ChatGPT で十分だと考えています。

ポイント2 査読（＝採点）についての解像度を上げよう！

医学部を受験する際に、志望校の過去問研究をしたことを思い出しましょう。自分が投稿しようとしている学会の抄録や学術論文の査読者（＝採点者）と査読の項目（＝採点の項目）を知ることは必須です 表2 。

実践編　場面6

国際学会発表と英語論文執筆は最重要のアウトプット

131

表2 学会抄録、学術論文の査読者

	査読（採点）を行うのは？	採否の最終決定をするのは？
学会抄録	学術集会の事務局関係者	学術集会の会長 （多くの場合、大学教授）
学術論文	学会会員＋外部査読者 （部長や大学教員の年代）	学術雑誌の編集員と編集長 （多くの場合、大学教授）

　また査読（＝採点）は項目別で行われ、その項目はおおむね**表3**の通りです。

表3 学会抄録、学術論文の査読項目

	学会抄録	学術論文
全体的な評価コメント	なし	あり
査読者による採否の推奨	原則なし	あり （採択または改訂または却下）
研究デザインや方法論	あり（3〜5段階評価）	あり（3〜5段階評価）
研究テーマ（独自性など）	あり（3〜5段階評価）	あり（3〜5段階評価）
他の論文で引用されそうか	なし	あり（3〜5段階評価）
英語の評価について	通常なし	あり（3〜5段階評価）

　参考のために、ある英文雑誌の査読者用画面を**図1**に示します。

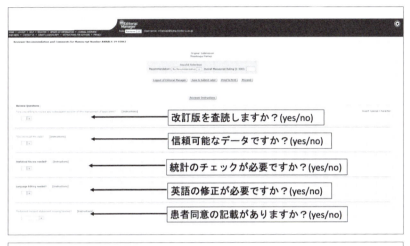

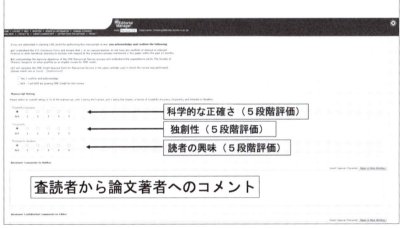

図1 ある英文雑誌の査読者用画面

国際学会での質疑応答のストレスを減らす、最も良い方法は？

　国際学会において、日本人医師（研究者）の抱える最も大きなストレスは「自分の発表に対する予想できない質問に、その場で返答できるか？」ということだと思います。筆者自身はそのストレスを減らすために、座長やディスカッサントがわかっている場合には、懇親会や学会会場であらかじめ挨拶しておき、自分の発表内容を簡単に伝えておくということをしていました。その結果、翌日の質問内容に関して、事前に大まかに教えてくれたのです。そのため、発表前に指導医と答えを作成していました。もちろんすべての質問に準備はできませんが、ストレスや緊張感が減ることは間違いないでしょう。

ポイント3　初期研修医が「良いスタート」を切るためには、先輩の経験をコピーせよ！

　初心者である初期研修医が実際に学会スライド作りと論文執筆を始めるための、詳細な各論は成書に譲ります。この章で伝えたい総論的事項は、初心者（研修医）が「良いスタート」を切るためには「先輩の経験をコピーする」ということです。それができれば、各論的事項はおのずと身についてきます。

1. 良い学会発表の第一歩は、指導医や先輩の過去スライドをコピーすること！

　指導医や優秀な先輩のスライドをコピーすること、真似することは恥ではありません。外科研修医の初めての執刀の際には、指導医の手技をほぼ完全に模倣するべきであるのと同様です。指導医や先輩に対して「先生の過去の学会スライドをください！」と言って嫌な顔をされることは決して

ないと思いますが、言い出しにくい人のために、筆者のスライドへのリンクを示します 表4 。

表4 筆者のスライドへのリンク

症例報告スライド	筆者自身が国際学会（欧州胸部外科学会）で使用した 読み上げ原稿付き発表スライド PowerPoint 03	
後ろ向き研究スライド	北米外科医により指導された 読み上げ原稿付き発表スライド （米国西部胸部外科学会） PowerPoint 04	筆者自身が作成して使用した 読み上げ原稿付き発表スライド （欧州胸部外科学会） PowerPoint 05

2. 英文論文執筆の第一歩は、指導医や先輩のアクセプトされた論文ファイルを上書きすること！

　今まで論文を書いたことのない初期研修医が、論文原稿を書くことは相当高いハードルであることは確かです。敷居を低くするための具体策として、筆者は自分が過去に書いた論文の Word ファイルを初期研修医にそのまま渡しています。指導医や先輩の原稿を上書きしていくことには「周辺業務（＝スライドの体裁・論文表紙を含めた体裁・カバーレターの作成・英文校正など）」に費やす労力と時間を最小限にして、「学び」を最大限にするメリットもあります。

　自分が症例報告を書こうとしているなら指導医や先輩の症例報告のWord ファイルを、原著論文を書こうとしているなら指導医や先輩の原著論文の Word ファイルを、データとしていただいてしまいましょう。そのような指導医や先輩が周囲にいない研修医のために、筆者の各種原稿へのリンクを示します 表5 。

実践編　場面6　国際学会発表と英語論文執筆は最重要のアウトプット

表5 筆者の原稿へのリンク

症例報告	北米外科医が添削した筆者の原稿 (The Annals of Thoracic Surgery 誌) Word 01	英文校正を経て完成した筆者の原稿 (The Journal of Thoracic and cardiovascular Surgery 誌) Word 02
原著・総説論文	北米外科医が添削した筆者の原稿 (The Annals of Thoracic Surgery 誌) Word 03	英文校正を経て完成した筆者の原稿 (Journal of Thoracic Oncology 誌) Word 04
カバーレター	北米外科医が添削した筆者の原稿 (European Journal of Cardio- thoracic Surgery 誌) Word 05	英文校正を経て完成した筆者の原稿 (Journal of Thoracic Oncology 誌) Word 06
査読者返信原稿	北米外科医が添削した筆者の原稿 (The Annals of Thoracic Surgery 誌) Word 07	英文校正を経て完成した筆者の原稿 (Journal of Thoracic Oncology 誌) Word 08

　学会発表や論文執筆においては、どうしても「周辺業務」が存在します。初期研修医の先生方には、その「周辺業務」で心が折れることなく学びを最大限にしつつ、最重要のアウトプットである「国際学会での発表と英文論文執筆」を達成されることを切に祈っています。

学会発表で便利な表現

学会発表で便利な表現を挙げます。定型的な表現を使うと、オーディエンスは聞きやすいものです。

dry run	予演
present a paper (an abstract)	学会で口演発表する
All have pluses and minuses.	どんなことでも、良い点と悪い点がある。
As shown, 〜	「ここに示すように」という文頭表現
Similarly, 〜	「同様に」という文頭表現
Regarding 〜,	〜に関しては
As for 〜,	（2つ目以降について）〜については
Importantly, 〜	「重要なことですが」という文頭表現
This graph shows 〜	このグラフは〜を示しています
similar between the groups	2つのグループ間でほぼ同じです
two by two table	2×2の表
interim data	途中で得たデータという意味で、抄録提出後の追加データのこと

「国際学会発表と英語論文執筆は最重要のアウトプット」のポイント

1. 研修医の短期的成長において一番大切なことは「本人のやる気」ではなく「適切な指導者」と思うべし
2. 査読（＝採点）についての解像度を上げよう
3. 初期研修医が「良いスタート」を切るためには、先輩の経験をコピーしよう

練習問題

1. 学会抄録や学術論文において、査読で評価される項目を挙げてみよう。

2. 査読者と編集員の役割の違いを述べてみよう。

練習問題の解答

1. 学会抄録や学術論文で査読における項目としては「研究デザインや方法論」「研究テーマ（独自性など）」「他の論文で引用されそうか」「英語評価」などがある。

2. 査読者は学術論文を読んで、決められた項目に基づいて評価を行って採否の推奨を行う一方で、編集員は査読者の評価に基づいて、より上位レベルでの採否の推奨（時には決定）を行う。

Conclusion おわりに

　医師が英語を学ぶ目的は、「自分のチャンスを広げるため」と筆者は考えています。そのチャンスとは、「自分のやりたい仕事を行うチャンス」「自分の働きたい場所で仕事をするチャンス」「自分の希望する収入を得るチャンス」ということになるでしょう。

　それでは、誰から医療・医学英語（Doctor's English）を学ぶべきか？ その答えは、簡単なようで難しいものです。生粋の米国人医師は一見最適に思われますが、日本人学習者の視点が欠けています。筆者は「苦労してDoctor's English を学んだ日本人」から学ぶべきだと考えていますので、本書では、その日本人目線を大切にしつつ、原則として北米のネイティブのドクターの表現を、できるだけ「生」の形で示しました。

　最後に、「Doctor's English を学ぶことが最終目標ではない」ということを強調したいと思います。本書を活用することで、初期研修医の先生が世界に羽ばたくことを、筆者は切に望んでいます。

2024 年 7 月
濱路政嗣

索引 Index

数字・欧文

ChatGPT ················· 123, 131
ＬとＲの発音 ···················· 30

あ・か

朝の回診で入院患者を診察する ······ 80
新しい論文 ····················· 120
一般人称の you ··················· 49
英単語の正しい音節 ············· 28
外国語由来の英語 ············· 17
学会抄録、学術論文の査読 ········ 132
学会発表で便利な表現 ················ 137
基本的な動詞は複数の文型をとる ···· 42
救急外来からの電話 ················ 64
「敬語での依頼」「仮定法」「婉曲」··· 46
検査結果と治療の説明をする ········ 106
原著論文 ······················ 121
国際学会での質疑応答のストレスを減らす
 ································ 134
コンサルト（他科診）の原則 ··········· 71

さ・た

最初の音節にアクセントがくる単語··· 36
「寒い」会話表現 ················ 67
手術室で働いている職種 ············· 99
処置中・処置後のフォロー ··········· 110
侵襲的処置の説明 ················ 110
シンプルな動詞 ··················· 45
スライドの構成例 ················· 124

スライドは abstract（抄録）を骨格にして
 肉付け ····················· 123
「前置詞＋疑問詞」という便利表現 ·· 55
第２文型、第４文型、第５文型をとる動詞
 ································ 43
タイムアウト ··················· 96
適切な雑誌 ····················· 120
電子カルテ ····················· 86
同系統単語のアクセントの規則性 ···· 34
動詞と副詞のセット ··············· 54

な・は

日米医療での略語の違い ············· 10
入院患者に関して指導医へ報告する·· 68
病棟看護師からのコールに対応して指示
 を出す ····················· 83
病棟スタッフとの日常会話表現 ········ 87
病棟薬剤師に電話で薬の用量の相談をする
 ································ 87
ブリーフィング ·················· 97
「母音の発音」を矯正する ········· 24
北米医師からの耳学問 ················ 26
北米での外来待ち時間・診療時間··· 114

ま・ら

間違いやすい子音 ················ 29
間違ったアクセントの例 ················ 37
申し送りに関連した便利表現 ········· 74
申し送りのメールを送る ················ 71
略語のアクセント ·················· 13
連続（発）音 ··················· 57

●著者紹介

濱路 政嗣(はまじ まさつぐ)　奈良県立医科大学呼吸器外科教授

2001年　京都大学医学部卒業
2008年まで　日本国内（京都・静岡・滋賀・岐阜）で一般外科・心臓血管外科・呼吸器外科のトレーニングを受ける
2009〜2012年　メイヨークリニックの一般胸部外科・ハーバード大学附属ブリガムアンドウィメンズ病院の胸部外科に3年間臨床留学し、この間約850の手術症例を経験（臨床フェローとして勤務）
2016年　京都大学大学院医学研究科呼吸器外科学 助教
2019年　京都大学大学院医学研究科呼吸器外科学 講師
2024年より　現職
　進学塾鉄緑会大阪校英語科主任、専門学校大阪医専非常勤講師の経験あり

専門医：外科専門医、呼吸器外科専門医、博士（医学）
　日米の研修医・専攻医の指導経験あり

共著書：『なんでやねん！根拠がわかる解剖学・生理学 要点50』（メディカ出版）、『外科レジデントのための呼吸器のベーシック手術』（日本医事新報社）

X
https://x.com/vmnfkjijhqhhofx

YouTube channel
https://www.youtube.com/@lungcancerandthymomachanne6835

141

リスニング音声の再生方法

本書のQRコード（音声）のついている項目は、WEBページにてリスニング音声を聴くことができます。以下の手順でアクセスしてください。

■メディカID（旧メディカパスポート）未登録の場合

メディカ出版コンテンツサービスサイト「ログイン」ページにアクセスし、「初めての方」から会員登録（無料）を行った後、下記の手順にお進みください。

https://database.medica.co.jp/login/

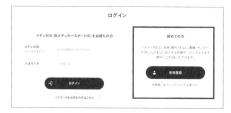

■メディカID（旧メディカパスポート）ご登録済の場合

①メディカ出版コンテンツサービスサイト「マイページ」にアクセスし、メディカIDでログイン後、下記のロック解除キーを入力し「送信」ボタンを押してください。

https://database.medica.co.jp/mypage/

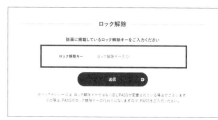

②送信すると、「ロックが解除されました」と表示が出ます。「動画」ボタンを押して、一覧表示へ移動してください。

③視聴したい動画のサムネイルを押して動画を再生してください。

ロック解除キー　tetsu9ryoku1

＊WEBページのロック解除キーは本書発行日（最新のもの）より3年間有効です。有効期間終了後、本サービスは読者に通知なく休止もしくは終了する場合があります。
＊ロック解除キーおよびメディカID・パスワードの、第三者への譲渡、売買、承継、貸与、開示、漏洩にはご注意ください。
＊図書館での貸し出しの場合、閲覧に要するメディカID登録は、利用者個人が行ってください（貸し出し者による取得・配布は不可）。
＊PC（Windows／Macintosh）、スマートフォン・タブレット端末（iOS／Android）で閲覧いただけます。推奨環境の詳細につきましては、メディカ出版コンテンツサービスサイト「よくあるご質問」ページをご参照ください。

資料ダウンロード方法

本書の資料は、WEBページからダウンロードすることができます。以下の手順でアクセスしてください。

■メディカID（旧メディカパスポート）未登録の場合

メディカ出版コンテンツサービスサイト「ログイン」ページにアクセスし、「初めての方」から会員登録（無料）を行った後、下記の手順にお進みください。

https://database.medica.co.jp/login/

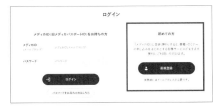

■メディカID（旧メディカパスポート）ご登録済の場合

①メディカ出版コンテンツサービスサイト「マイページ」にアクセスし、メディカIDでログイン後、下記のロック解除キーを入力し「送信」ボタンを押してください。

https://database.medica.co.jp/mypage/

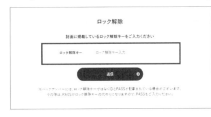

②送信すると、「ロックが解除されました」と表示が出ます。「ファイル」ボタンを押して、一覧表示へ移動してください。
③ダウンロードしたい資料のサムネイルを押すと「ダウンロード」ボタンが表示され、資料のダウンロードが可能になります。

ロック解除キー　tetsu9ryoku1

＊WEBページのロック解除キーは本書発行日（最新のもの）より3年間有効です。有効期間終了後、本サービスは読者に通知なく休止もしくは終了する場合があります。
＊メディカID・パスワードの、第三者への譲渡、売買、承継、貸与、開示、漏洩にはご注意ください。
＊ロック解除キーの第三者への再配布、商用利用はできません。データはテンプレートとしてご利用いただくものです。ダウンロードしたデータをもとに制作される場合は、必ず出典を明記してください。
＊図書館での貸し出しの場合、閲覧に要するメディカID登録は、利用者個人が行ってください（貸し出し者による取得・配布は不可）。
＊雑誌や書籍、その他の媒体および学術論文に転載をご希望の場合は、当社まで別途お問い合わせください。
＊データの一部またはすべてのWebサイトへの掲載を禁止します。
＊ダウンロードした資料をもとに作成・アレンジされた個々の制作物の正確性・内容につきましては、当社は一切責任を負いません。

初期研修医の今からはじめる
Doctor's English
ー鉄緑会英語科元講師が教えるメソッドで
学習効率が爆上がり！
医療英会話を最短距離で身につける！

2024年9月1日発行　第1版第1刷

著　者　濱路 政嗣

発行者　長谷川 翔

発行所　株式会社メディカ出版
　　　　〒532-8588
　　　　大阪市淀川区宮原3-4-30
　　　　ニッセイ新大阪ビル16F
　　　　https://www.medica.co.jp/

編集担当　細川深春
編集協力　中垣内紗世
装　　幀　市川 竜
マ ン ガ　いぬいまり
組　　版　株式会社明昌堂
印刷・製本　日経印刷株式会社

© Masatsugu HAMAJI, 2024

本書の複製権・翻訳権・翻案権・上映権・譲渡権・公衆送信権
（送信可能化権を含む）は、（株）メディカ出版が保有します。

ISBN978-4-8404-8518-0　　Printed and bound in Japan

当社出版物に関する各種お問い合わせ先（受付時間：平日9：00〜17：00）
●編集内容については、編集局 06-6398-5048
●ご注文・不良品（乱丁・落丁）については、お客様センター 0120-276-115